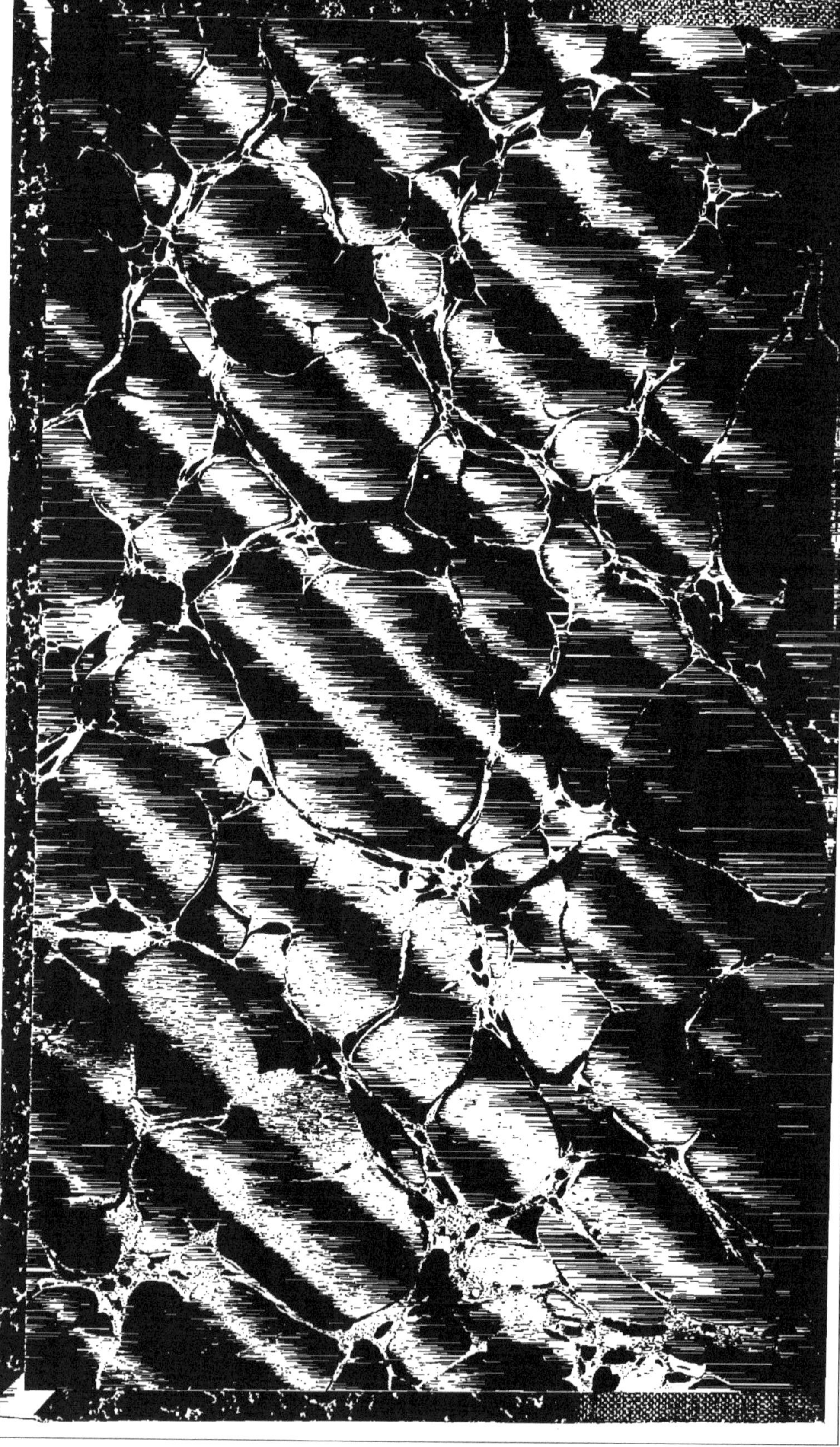

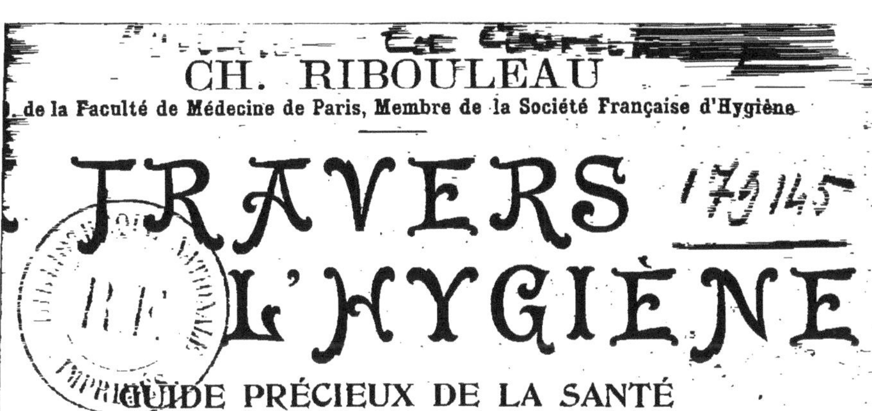

CH. RIBOULEAU

[...]. de la Faculté de Médecine de Paris, Membre de la Société Française d'Hygiène

[...] TRAVERS [...] L'HYGIÈNE

GUIDE PRÉCIEUX DE LA SANTÉ

[...]eries variées, Littéraires et Scientifiques, sur l'Hygiène Physique, Morale et Sociale

[...] OUVRAGE RÉCOMPENSÉ

[...]X médailles d'OR aux Expositions

[...]ygiène de Paris et Bruxelles

Nombreuses gravures

ET

Photogravures

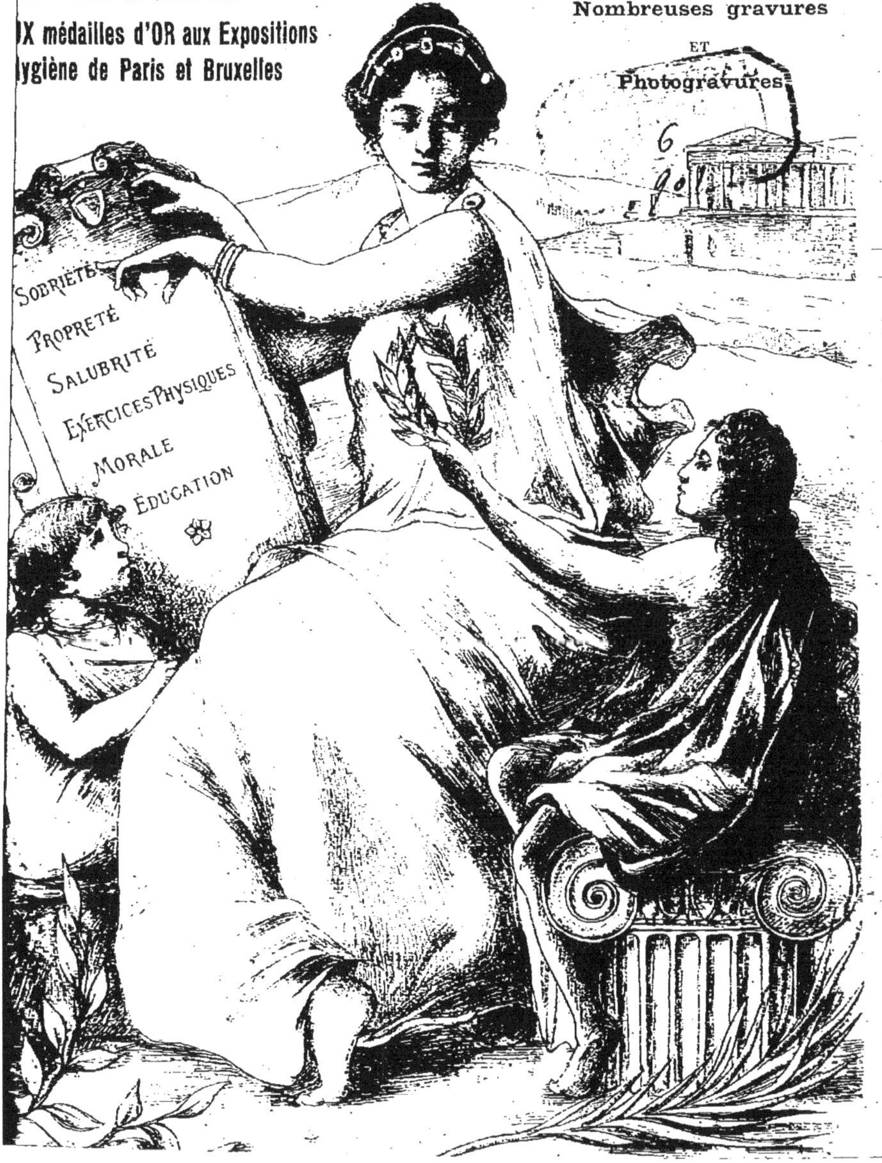

A TRAVERS L'HYGIÈNE

GUIDE PRÉCIEUX DE LA SANTÉ

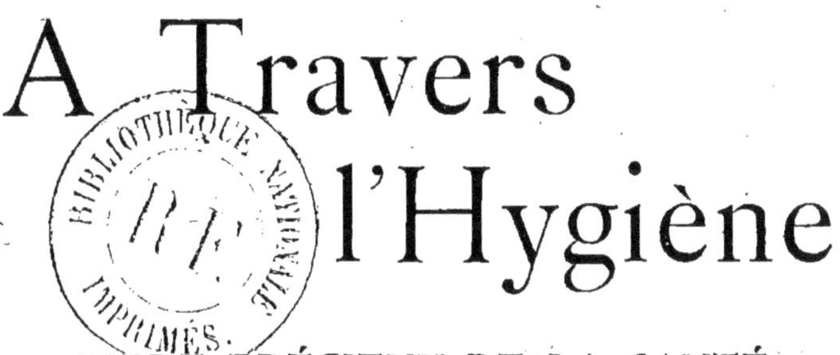

A Travers l'Hygiène

GUIDE PRÉCIEUX DE LA SANTÉ

CAUSERIES VARIÉES, LITTÉRAIRES ET SCIENTIFIQUES

sur

L'HYGIÈNE PHYSIQUE, MORALE ET SOCIALE

par

Ch. RIBOULEAU

D. de la Faculté de Médecine de Paris, Membre de la Société Française d'Hygiène
Directeur de la Revue *l'Hygiéniste Français*

OUVRAGE RÉCOMPENSÉ

de DEUX Médailles d'OR, aux Expositions d'Hygiène de Paris et Bruxelles

---

NOMBREUSES GRAVURES et PHOTOGRAVURES dans le TEXTE et HORS TEXTE

A REIMS

CHEZ L'AUTEUR : 4, RUE DE TALLEYRAND, 4

—

1901

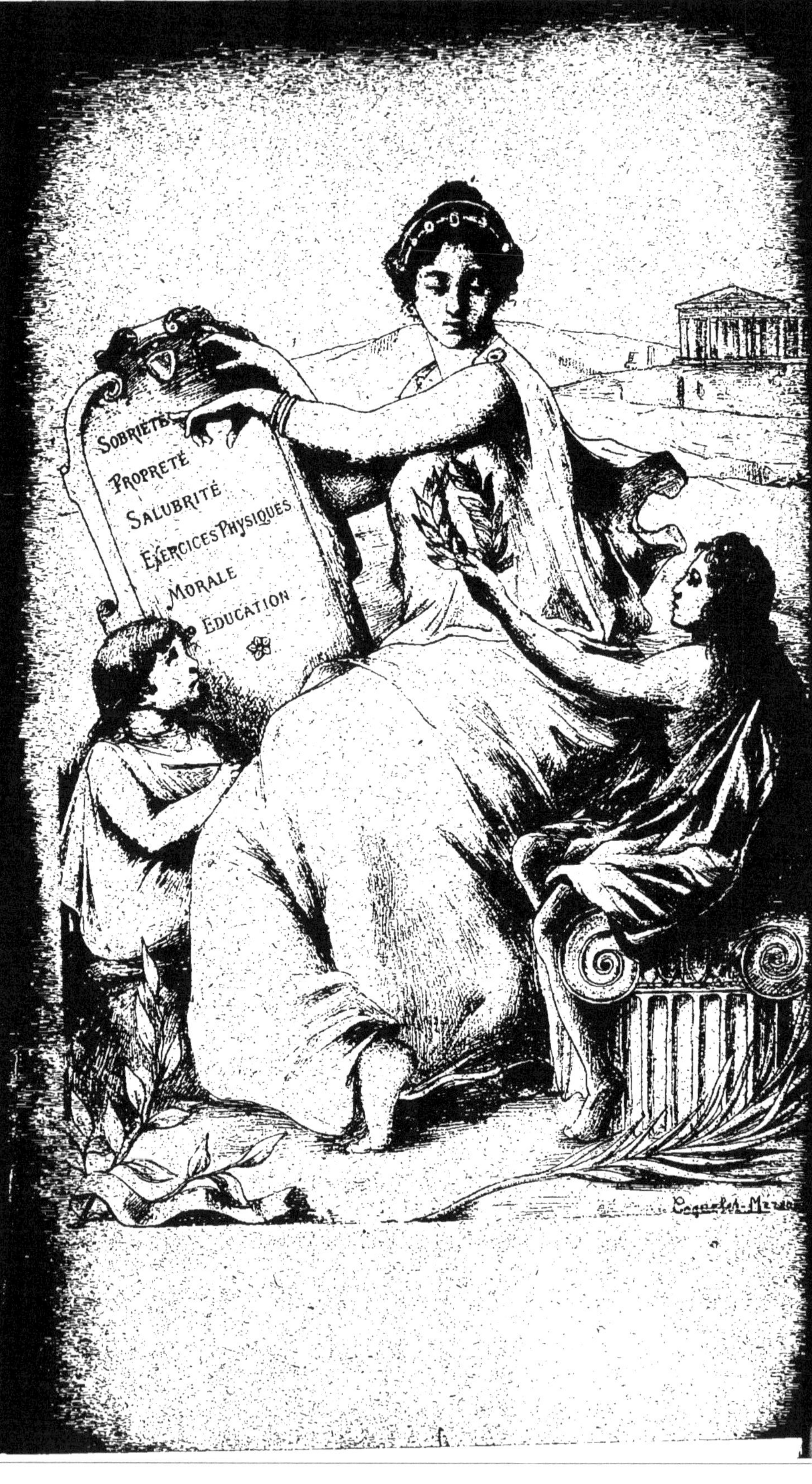
SOBRIETÉ
PROPRETÉ
SALUBRITÉ
EXERCICES PHYSIQUES
MORALE
ÉDUCATION

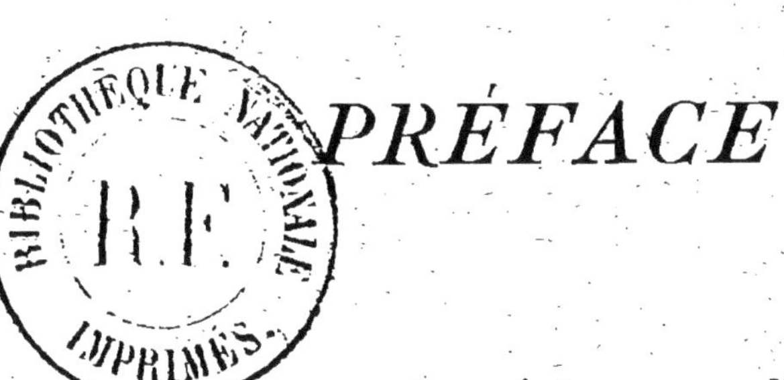

PRÉFACE

Deux mots sont nécessaires pour expliquer la raison d'être de ce modeste livre.

Si les traités sur l'Hygiène sont nombreux, bien peu de lecteurs, par contre, peuvent les consulter avec fruit ; seuls, peut-être, les médecins et les spécialistes savent en tirer parti. Quant à la majorité, elle se noie dans la foule des détails, sans trouver ce qu'elle était venue chercher.

Il y avait là une lacune : j'ai essayé de la combler en mettant à la portée de tous *les principes fondamentaux d'une science que* tous *devraient connaître.*

L'Hygiène s'impose, en effet, chaque jour davantage et l'on peut réellement affirmer que la mort recule devant elle.

Grâce aux admirables travaux de notre illustre Pasteur, une voie nouvelle est ouverte à la science : la bactériologie, qui, quoique féconde déjà en résultats merveilleux, n'en est encore qu'à ses premiers pas, bien que les savants s'y consacrent avec une ardeur passionnée. Nul doute qu'ils n'arrivent à faire disparaître les épidémies, sources de tant de misères et de deuils.

L'Hygiène s'attaque aujourd'hui à la tuberculose, et le jour n'est peut-être pas loin où la science réduira à l'impuissance le terrible bacille de Koch et triomphera d'un mal effrayant entre tous qui, chaque an-

née, fauche, en France seulement, plus de cent cinquante mille adultes, semblant ainsi devoir amener la fin de l'humanité même.

Les médecins sont unanimes à déclarer que bien des causes morbides peuvent être écartées ; l'éminent professeur Brouardel affirme que plus de vingt mille *individus meurent annuellement de maladies évitables.*

D'autre part, notre époque peut être dénommée le siècle de l'antisepsie. Grâce, en effet, aux précautions hygiéniques prises et qui ont pour but d'assurer la destruction des germes, les opérations chirurgicales les plus graves sont devenues pratiquables et leurs conséquences ne sont plus aussi redoutables.

L'action de l'Hygiène s'étend donc sur la société tout entière et rien n'échappe à sa surveillance, puisqu'elle règle notre manière de vivre, au physique comme au moral. Par elle, et par elle seule, l'homme peut résister aux multiples causes de dépérissement qui menacent d'abréger ses jours.

Ce sont ces connaissances spéciales, ordinairement cantonnées dans un domaine restreint, que j'ai voulu divulguer et répandre.

J'espère avoir fait œuvre utile, surtout à une époque où, je viens de le montrer, l'Hygiène tient avec raison une si grande place dans les préoccupations du public.

Qu'on me permette de le dire : la tâche n'était pas aisée d'exposer les éléments essentiels d'une science aussi vaste, dans un résumé à la fois précis et efficace.

Pour y parvenir, j'ai traité les différentes parties avec le plus de clarté et de brièveté possibles, avec une concision qui met en relief tout ce qu'il importe de savoir; j'ai ainsi réuni en des chapitres courts, mais nombreux, les expériences que j'ai faites, les observations que j'ai notées, et des conseils pratiques et sûrs dont l'ensemble pourrait s'appeler : l'Art de prolonger la vie humaine. *Je n'ai point négligé, pour parfaire mon ouvrage, de signaler les travaux déjà parus, étayant ainsi mes observations personnelles de citations autorisées.*

Enfin, j'ai banni de ces pages les expressions techniques, incompréhensibles pour la plupart des lecteurs, et j'ai présenté chaque partie sous une forme littéraire qui rend la lecture facile, agréable et attachante.

De nombreuses illustrations, — clichés photographiques et croquis que j'ai pris ou dessinés, — expliquent le texte en l'agrémentant.

En résumé, je me suis efforcé d'assouplir la science et de la façonner jusqu'à la rendre « aimable », car plaire est la condition essentielle pour convaincre.

Les lecteurs, quels que soient leur âge et leur condition sociale, trouveront dans A Travers l'Hygiène, *des renseignements précieux sur tout ce qui intéresse la santé du corps et celle de l'esprit : le choix d'une habitation et son installation, le régime alimentaire, variable selon la constitution de l'individu, les exercices corporels à pratiquer. La mère y apprendra à donner à ses enfants les soins que réclame leur faiblesse; l'éducateur y verra de quelles précautions l'enfance et l'adolescence doivent être entourées; tous, y puiseront les moyens de conserver leur santé et de prolonger leur existence et celle des personnes dont ils peuvent avoir la charge.*

Tel qu'il est, ce livre se recommande par sa sincérité : c'est un conseiller infaillible.

Je ne regretterai ni ma peine ni mon temps, et je me sentirai grandement récompensé, si je parviens à persuader le lecteur, mon ami, que pour éviter bien des maux et bien des peines, il ne lui manque très souvent que quelques connaissances faciles à acquérir et faciles aussi à mettre à profit.

CH. RIBOULEAU.

Paris-Reims, 1901.

A TRAVERS L'HYGIÈNE

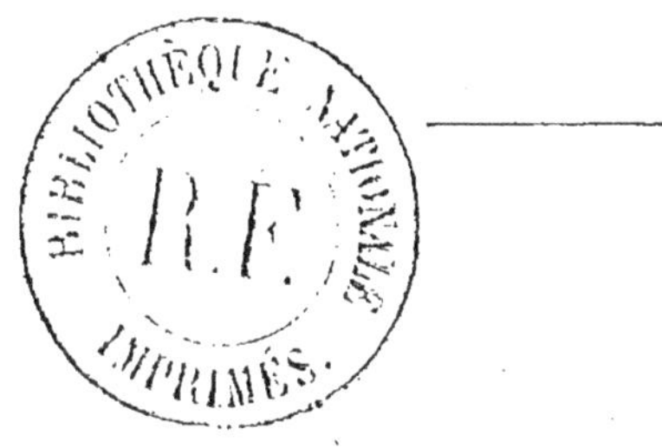

POUR DEVENIR CENTENAIRE

Les difficultés de l'existence devenues plus grandes par la concurrence, ou par les multiples causes d'énervement et d'épuisement, nées d'une civilisation toute de luxe et de plaisirs, ont influé à ce point sur la santé publique, que le nombre des hommes sains et robustes diminue sans cesse, alors que s'accroît celui des jeunes gens débiles et maladifs. Les statistiques accusent une progression inquiétante de la moyenne des conscrits reconnus impropres au service militaire ; elles autorisent à croire que notre race décline et s'anémie.

Si le corps s'affaiblit, l'âme aussi perd de son énergie et ce n'est point émettre un paradoxe que de dire que le suicide, cette maladie du siècle, est une défaillance du cœur causée par un sentiment d'impuissance physique ; l'homme qui se dérobe par la mort à la nécessité de lutter pour l'existence, commet une lâcheté devant laquelle il eût reculé, s'il se fût senti la force suffisante pour souffrir et pour combattre.

L'homme est de tous les êtres de la création le

plus exposé à la souffrance morale, parce qu'il est le seul raisonnable : sa faiblesse vient de sa force. Il ne triomphera que s'il peut puiser l'énergie nécessaire dans sa constitution physique. La santé, c'est-à-dire l'harmonie indispensable entre toutes les fonctions de la vie, est donc le plus précieux de tous les biens ; elle supplée à tous les autres,

> Sans l'aimable Santé, mère de l'Allégresse
> En vain la Fortune caresse :
> Santé passe Grandeur, Santé passe Richesse.

Si l'homme ne peut éviter tous les accidents qui menacent d'abréger ses jours, il peut du moins, le plus souvent, prévenir la maladie et les causes morbides. S'il ne le fait pas, c'est ou par insouciance ou par ignorance. Ce dernier cas est le plus commun, aussi est-ce rendre service à ses semblables que de chercher à leur enseigner les moyens de prolonger leur existence.

*
* *

Les statisticiens, ces fouilleurs de documents, ont, à maintes reprises, cherché à déterminer la durée propre de la vie humaine, mais il existe une telle différence entre les chiffres publiés par chacun d'eux, que le problème reste encore à résoudre.

Quelques-uns ont fait porter leurs recherches sur les hommes qui vivent à l'état sauvage ; ils croyaient ainsi s'appuyer sur des données plus sûres pour découvrir la véritable limite fixée à l'existence humaine par la Nature elle-même. Ils ont commis une grosse erreur : les individus primitifs sont exposés à des privations si nombreuses, ils sont soumis à des épreuves si cruelles, ils demeurent, enfin, dans un tel état de misère physique et morale que leurs jours sont fatalement écourtés. Les hommes civilisés, au contraire, agissent d'après les règles de la raison, soit par leur volonté propre, soit, le plus souvent, par le fait des lois et des usages ; ils savent donc conserver leurs forces ou les restaurer si une cause quelconque les a affaiblies. Mais, même ainsi limitées, les recherches ne peuvent aboutir à fixer un chiffre précis : tant de gens semblent prendre à tâche de se vieillir avant l'âge par les passions ou les excès et présentent vers quarante ans les apparences et les caractères propres à la vieillesse. « Avec nos mœurs, dit Flourens, avec nos passions et nos misères, l'homme ne meurt pas : il se tue. »

La *durée absolue* de la vie est fixée par l'âge extrême atteint exceptionnellement par quelques individus.

Haller a rassemblé ces exceptions, et il signale soixante cas de décès à l'âge de cent dix à cent vingt ans ; vingt-neuf, de cent vingt à cent trente ans ; quinze, de cent trente à cent quarante ans ; six, de cent quarante à cent cinquante ans, un à cent cinquante-deux ans, et un seulement aussi à cent soixante-neuf. Quant au nombre de gens morts entre cent et cent dix ans, il est si grand qu'il mérite d'être pris en considération.

Aussi l'on peut dire que la mort avant cent ans, est, sauf accident, bien entendu, contre nature. Et même Hufeland, le célèbre docteur allemand, prétend que l'homme est bâti pour vivre deux siècles... Ce serait un peu long, peut-être.

Avec chaque individu varie *la durée relative* de

l'existence, car les dispositions héréditaires, la manière de vivre, les innombrables maladies qui nous atteignent presque tous, influent plus ou moins sur elle. Toutes ces causes diminuent la durée de la vie individuelle et elles sont inévitables et permanentes ; d'autres, qui sont accidentelles, viennent encore la rendre plus courte : ce sont les guerres, les épidémies, la tuberculose, les accidents proprement dits. L'on comprend aisément que la durée relative de la vie soit rendue par là inférieure et pour quelques-uns, de beaucoup, à sa durée naturelle et absolue.

Il ne faut pas confondre la *longévité* avec la *vie moyenne*, celle-là est de l'individu et celle-ci est de la masse. La *durée moyenne* de la vie marque le nombre d'années que l'on obtient, par le calcul, si l'on compense les vies courtes par les vies plus longues.

Considérons trois êtres qui ont vécu, le premier six ans, le deuxième quarante ans et le troisième quatre-vingts ans. La vie moyenne est indiquée par le résultat de la division par trois du total des années vécues, le chiffre est ici de quarante-deux ans.

La limite de la vie individuelle et, par elle, de la vie moyenne, dépend des effets désastreux des épidémies, des accidents, des maladies. Cependant, elle est dans nos mains jusqu'à un certain point, puisque souvent il suffit de notre science et de notre volonté pour écarter bien des causes morbides.

Avant la Révolution, la durée moyenne de la vie était, en France, de vingt-huit ans et neuf mois ; en 1817, elle monte à trente et un ans et trois mois et elle atteint actuellement trente-neuf ans et huit mois. Cette augmentation s'explique par le développement de l'instruction générale, les progrès de l'hygiène privée et publique, l'extension des soins médicaux et de la vaccine, par une aisance plus grande dans certaines classes de la société, et enfin, soyons heureux de le dire, par plus de moralité et de vertu chez quelques-uns !

Pour l'Europe entière, la durée de la vie moyenne oscille entre trente-six et quarante ans.

*
* *

Diverses méthodes ont été vantées comme capables d'assurer à ceux qui les appliquent, une vie longue et exempte d'infirmités.

Les premières étaient basées sur les sciences occultes et sur l'astrologie. La superstition aidant, on crut se préserver de la mort en portant sur soi des talismans et des amulettes. La liste est curieuse et longue des *sels sidéraux,* des *essences d'esprit de sel,* des *teintures d'or,* des *pierres philosophales,* sans parler de l'*élixir de vie* de Cagliostro et du *thé de vie* de Saint-Germain, qui faisait vivre... ceux qui les composaient.

Dieu merci, la science est devenue depuis plus positive, les hygiénistes et les médecins ont réellement trouvé le moyen de prolonger la vie, ou plus exactement, le moyen de ne pas l'abréger. Leurs prescriptions à ce sujet n'ont rien de surnaturel et peuvent se résumer ainsi :

Augmenter la force vitale ; en ralentir la consommation ;

Accélérer la restauration de la force vitale quand elle est éprouvée ;

Fortifier et endurcir les organes ;

Eviter les causes externes des maladies.

L'homme, — j'entends celui qui est de saine et robuste origine, — peut conserver sa santé, tout d'abord en vivant dans un milieu pur, bien aéré, puis en faisant usage d'une nourriture simple et de digestion facile, et en pratiquant les exercices physiques, avec modération et régularité.

Ces recommandations sont les premières et les plus indispensables à observer.

Voici maintenant les moyens d'arriver aux différents résultats que j'ai énumérés plus haut.

La force vitale augmente, si l'on règle l'usage de chaque partie, de chaque organe du corps, par des exercices, par la gymnastique, les bains froids et les frictions ; ainsi les membres seront plus forts et plus résistants.

L'on évite la consommation trop grande de la force vitale en s'abstenant d'aliments trop échauffants, en fuyant les excès et les passions et aussi le surmenage physique et intellectuel. Il est prouvé que les individus qui ont coutume de boire de l'alcool sous quelque forme que ce soit, et ceux qui mènent une vie déréglée, ont le pouls rapide, précipité, ils sont donc sous le coup d'une fièvre artificielle continue qui les épuise. Un travail de tête exagéré, des exercices musculaires trop prolongés provoquent également une excitation fugace qui a pour conséquence immédiate l'abattement et la fatigue et qui, répétés, nuisent considérablement à l'organisme.

La restauration des forces est assurée lorsque les organes par lesquels les matières réparatrices pénètrent dans notre économie, sont sains et lorsque leurs fonctions s'accomplissent normalement. Parmi ces organes, les uns, les poumons par exemple, sont continuellement en action ; les autres, comme l'estomac, le sont périodiquement. Leur régularité ne peut exister que si nous sommes placés dans des conditions hygiéniques excellentes, et si les impuretés de notre organisme sont remplacées par des éléments reconstituants ; il est donc nécessaire que les évacuations s'opèrent facilement et librement par la peau, les reins, le canal intestinal et les poumons.

Enfin, ce qu'il faut encore, c'est une disposition d'esprit gaie et facile : un heureux caractère a sur le physique une influence très grande.

*
* *

Les femmes centenaires sont en plus grand nombre que les hommes ; les chiffres suivants en sont une preuve.

En Angleterre on compte, sur vingt-et-un centenaires, seize femmes et cinq hommes ; en France, sept femmes pour trois hommes ; aux États-Unis, soixante-deux femmes, contre trente-huit hommes.

Une chose peu connue, — et cela parce qu'elle a été rarement mise en lumière, — est celle-ci : presque tous les centenaires furent ou sont des individus mariés ; cette remarque, qui s'applique aux centenaires de l'un et de l'autre sexe, s'explique par des raisons de deux sortes, les unes morales, les autres physiques.

Au moral, l'homme marié, — bien marié, cela va

sans dire, car autrement....., — voit se développer en lui, à la place de l'égoïsme si fréquent chez le célibataire, un sentiment plus vif de tendresse pour les autres ; il devient plus humain, plus compatissant. En outre, les charges de la paternité habituent son esprit à l'ordre et au travail, et l'obligent à mener une vie régulière, très favorable à la santé.

Il me paraît intéressant de conclure en donnant quelques détails sur une centenaire.

Madame veuve Billick, de Louvercy, près Mourmelon (Marne), s'éteignit doucement en 1897, à l'âge de cent six ans, dans la plénitude de toutes ses facultés. Elle avait passé toute son existence à la campagne. C'est un point établi depuis longtemps que la campagne est de beaucoup préférable à la ville pour la prolongation de l'existence. Il est évident que le surmenage inquiétant qui se manifeste dans les villes sous des formes variées, contribue à abréger la vie dans des proportions désolantes, tandis que la dépense plus lente et plus régulière de la force nerveuse au milieu des campagnes offre, avec l'air pur, une influence heureuse de calme et de gaieté sereine : aussi la mortalité est-elle presque de moitié moindre aux champs qu'à la ville.

Notre centenaire avait épousé à 23 ans, M. Stanislas Billick et, comme dans les contes, ils eurent beaucoup d'enfants : neuf ! Le bon Dieu qui bénit les nombreuses familles (sans les nourrir) leur accorda une santé toujours florissante.

C'est un préjugé fortement répandu en France que rien n'affaiblit plus la femme que les fatigues d'une maternité répétée. Cette théorie ne repose sur aucune base sérieuse, elle est complètement erronée. Nombreuses sont, en effet, les jeunes filles délicates et anémiées qui ont trouvé dans un mariage bien assorti une amélioration de santé d'abord, et ensuite, avec les joies d'une heureuse maternité, le rétablissement complet. Et c'est une nécessité de constitu-

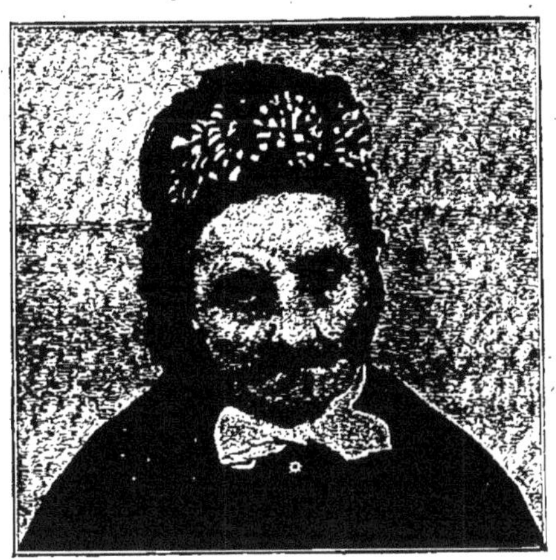

Madame Ve Billick, décédée à l'âge de 106 ans.

tion chez la femme robuste que d'avoir des enfants : c'est pour elle un gage de santé, cela fait partie de sa vitalité, et chez les femmes centenaires la proportion de celles qui, mariées, ont eu de nombreux enfants, est la plus grande.

Mme Billick, à cent trois ans, faisait encore des liens de paille pour la moisson. Elle prenait sa part des repas en commun, mangeait les mêmes aliments que ses enfants, buvait du vin additionné d'eau ; son sommeil était normal et tranquille.

Alerte encore quinze jours avant sa mort, elle prenait plaisir à recevoir les nombreuses personnes qui se déplaçaient pour venir la complimenter sur sa belle vieillesse.

La régularité d'une pareille existence fut pour beaucoup dans cette prolongation de la vie. Si nous voulons encore comparer les villes et les villages, au point de vue de la nutrition, nous constaterons l'important bénéfice du régime lacto-végétal qui forme la base principale de l'alimentation naturelle en usage à la campagne. Il est évident que les aliments simples sont préférables aux mets travaillés, compliqués et fortement épicés.

L'emploi des agents naturels : alimentation, air, lumière, eau, mouvement, influences morales et soins hygiéniques, apporte donc des chances certaines de vivre vieux. On ne saurait trop le reconnaître et s'appliquer à diriger sa conduite dans ce sens.

Voici, pour terminer, une affirmation qui peut, de prime abord, paraître paradoxale : plus on est vieux, plus on a de chances de vivre davantage. En effet, si les forces vitales n'augmentent plus et se récupèrent difficilement, la consommation est cependant moindre, et d'ailleurs le bon fonctionnement et la force des organes ont été garantis par un long service et sont une promesse pour l'avenir.

Arrivez à vos quatre-vingts ans et vous deviendrez centenaires. C'est la grâce que je vous souhaite à tous.

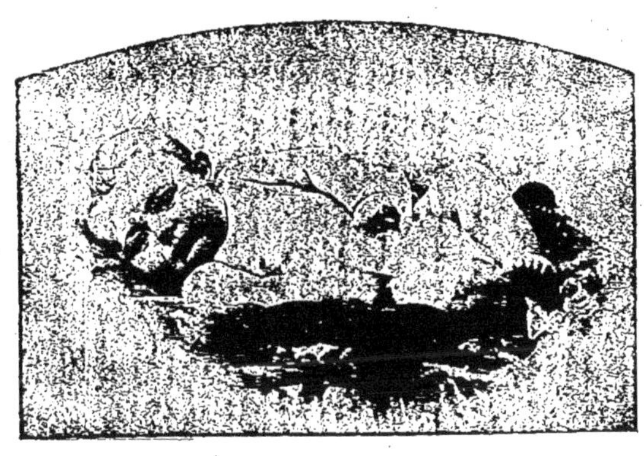

LE NOUVEAU-NÉ

Pour bien nous rappeler qu'il n'est point en ce monde de joie sans mélange et de bonheur qui ne se paye, l'Écriture a dit à la Femme : « Tu enfanteras dans la douleur. » Mais que sont ces douleurs mêmes, auprès de celles que le cher petit être causera à sa mère après ce pénible enfantement, et pendant tout le cours de la vie qui s'ouvre devant lui ! Qui sait ce que réserve au nouveau-né le Destin, ce mystérieux et implacable dispensateur du bonheur et, plus souvent encore, du malheur. Ce fils que tu couves des yeux, tendre mère, est-il appelé à rendre son nom illustre dans les arts, les sciences ou les lettres ? Sera-t-il un guerrier renommé ? Sera-t-il simplement un de ces hommes modestes qui vivent heureux parce qu'ils vivent cachés ? Ou bien la vaine recherche des honneurs et de la fortune le tentera-t-elle, empoisonnant son existence du fiel de l'ambition et de l'envie ? Cette fille, si mignonne en sa fragilité, à qui tu rêves de tisser des jours de joies et de plaisirs, trouvera-t-elle, dans une union heureuse, le calme et le bonheur qu'elle méritera par les qualités exquises que tu lui auras léguées? Lui faudra-t-il, au contraire, voir toutes ses illusions brutalement effeuillées, ses sentiments délicats odieusement outragés, ou sa tendresse trahie? Son âme, trop sensible, devra-t-elle connaître ces souffrances? Tu te le demandes, un peu tremblante ! Mais un léger cri te fait sortir de ton rêve, la réalité te ressaisit en même temps que les soucis et les craintes.

Qu'il est frêle l'enfant sur qui tant d'espoirs reposent! Ta vaillance est grande, et c'est de tout cœur que tu es prête à te dévouer à la tâche qui t'incombe, mais tu crains que ton inexpérience ou tes connaissances insuffisantes ne trahissent tes efforts, et ne te permettent pas de repousser la mort qui, dès les premiers instants, guette avidement sa proie.

*
* *

Père d'une enfant unique, je comprends trop bien le chagrin que peut faire éprouver la perte de ces chers bébés. Aussi est-ce dans l'espoir de sauver de la mort quelques-uns de ces chérubins, que j'ai tenu à expliquer aux parents les principes d'hygiène et de prophylaxie qu'ils peuvent ignorer, et dont la connaissance leur est absolument indispensable, en même temps qu'à leur indiquer les soins d'urgence nécessaires en cas d'indisposition et qui peuvent être donnés sans confusion, ni erreur, dans l'attente du docteur de la famille.

Je tiens à déclarer tout d'abord que je n'ai pas la

prétention de faire un cours de médecine, mais bien d'initier les mères de famille aux principes fondamentaux de l'hygiène, dont l'application judicieuse évite, dans un très grand nombre de cas, des accidents déplorables.

* * *

La personne à qui est confié le soin minutieux de la première toilette du nouveau-né, doit y procéder avec adresse et promptitude, de façon à éviter, comme en toutes circonstances d'ailleurs, le froid, ce terrible ennemi de l'homme en général, et des enfants en particulier.

On frictionne d'abord le bébé avec un linge de toile imbibé soit d'huile d'olive ou d'amande douce, soit d'un jaune d'œuf délayé dans l'eau, soit encore de vaseline. En Angleterre, on a pour habitude de savonner le corps du baby et de l'essuyer ensuite avec un linge chaud : je ne conseille pas ce procédé, car tous les savons sont caustiques, même les savons fins, dits de toilette. La friction terminée, on rince le nouveau-né en l'immergeant dans de l'eau tiède, à la température de 25 à 30 degrés, que l'on peut additionner de quelques gouttes d'eau de Cologne ou d'alcool camphré ; puis on passe légèrement l'éponge, — une éponge douce et ne contenant pas de graviers, — sur tout le corps de l'enfant que l'on sèche ensuite complètement avec une serviette chaude ; l'on termine cette toilette sommaire par un saupoudrage général de lycopode, de subérine, de talc ou, à défaut, d'amidon, ceci pour éviter les érythèmes.

J'insiste, et je n'insisterai jamais trop, sur le lavage

méticuleux du visage et surtout des yeux, qui présentent souvent de l'inflammation, marquée par la rougeur des paupières et par un suintement séro-muqueux. Beaucoup de médecins prescrivent dans ce cas, des collyres appropriés, préparés surtout au nitrate d'argent ; mais le plus généralement, il suffit de laver les yeux avec de l'eau boriquée (trois grammes d'acide borique par litre d'eau). Le nom de cet antiseptique est à retenir, il rend de réels services dans nombre de cas, vu sa faible toxicité et son emploi si facile.

Avant d'habiller le nouveau-né, il faut s'assurer qu'il est sain et bien constitué. Cette constatation ayant été faite, on procède à l'habillement.

Il est de toute nécessité que cette opération délicate se fasse à l'abri des courants d'air, dans une température bien tiède. Certaines personnes emploient encore le maillot, qui emprisonne l'enfant, paralyse absolument ses mouvements et le rend semblable à une poupée de carton : ce ne sont là que les moindres inconvénients de ce système antique et barbare.

Ne comprimez pas l'enfant, ou vous gênez le fonctionnement des organes et le développement des membres. Je déclare que ma préférence va directement à la méthode anglaise qui, tout en garantissant l'enfant du froid et en le maintenant suffisamment, lui donne une liberté relative, favorable à sa santé. Employez les épingles anglaises à pointe cachée, vous éviterez de blesser le bébé et de vous piquer vous-même.

Voici en quoi consiste l'excellente méthode de nos

voisins d'Outre-Manche. Une petite culotte remplace les langes, et monte assez haut pour que l'enfant ait le ventre bien couvert; elle s'ouvre en bas par un pan que maintiennent quelques boutons, puis elle passe entre les jambes pour être fixée en avant ; cette disposition permet de voir rapidement si l'enfant est mouillé et facilite les nettoyages fréquents du bébé. Par les temps froids, on peut ajouter une deuxième culotte en flanelle.

Dans la première culotte, on met une couche carrée, pliée en coin de mouchoir ; cette couche est placée autour de la taille et attachée ensuite à la ceinture, de façon que les angles soient ramenés en arrière, pour recevoir les selles et les urines.

De cette manière, l'enfant a les jambes constamment libres ; on les enveloppe dans de bons bas de laine montant très haut et on enferme les pieds dans d'épais chaussons également en laine bien douce.

Sur la chemisette-brassière, en toile très fine et de préférence ayant déjà servi, on met deux brassières en flanelle avec manches, puis une première robe courte sans manches, toujours en flanelle et enfin, pour compléter l'habillement, une autre robe de laine, mais très longue, qui protège le corps contre le froid.

Tous ces vêtements seront assez amples pour ne pas comprimer le corps si fragile du nouveau-né. Que l'on songe un instant à l'extrême délicatesse de ses organes et de ses membres, et l'on se rendra facilement compte du soin judicieux qu'il faut apporter dans sa toilette.

La mode la plus adoptée en Amérique, mais qui, à mon avis, est une exagération, consiste à laisser le cou et les bras nus, tout au moins dans la maison, et cela dès la naissance. Si l'on considère la nécessité qu'il y a de renouveler plusieurs fois par jour l'air de la chambre où le bébé demeure, on comprend que la température de cette pièce ne puisse être constamment la même : c'est là une circonstance inquiétante, puisqu'il faut éviter toute variation un peu brusque de température.

Je persiste donc dans ma préférence pour la méthode anglaise.

*
* *

Quelques mots sur le coucher de l'enfant.

La mère ou la nourrice ne doit jamais prendre le bébé avec elle dans son lit : ce n'est pas sain ; de plus, elle risque de l'étouffer pendant son sommeil. Il sera placé dans un berceau, dans lequel on disposera une ou deux paillasses et un oreiller en varech ou en crin, les premières recouvertes d'une toile imperméable ou même de feutre. Si la température est basse, on pose le long du corps du bébé un cruchon d'eau chaude ; on peut même en placer un de chaque côté de lui. Cette précaution est surtout à recommander pendant les premiers mois.

Le nouveau-né jouit, quand il est bien portant, d'un bon sommeil, qu'il n'interrompt guère que pour prendre le sein; ce sommeil doit être respecté et il ne faut point réveiller l'enfant quand bien même l'heure d'une tétée serait passée. Dans le jour, il dort ordinairement deux ou trois heures ; cette sieste ne doit pas être faite à un moment qui priverait l'enfant de sa promenade. J'aurai terminé quand j'aurai dit qu'il est mauvais de l'accoutumer à ne s'endormir que bercé par le rythme d'une chanson : c'est là une habitude qu'il perd difficilement et qui devient pour les parents une véritable sujétion.

*
* *

Les soins de tous les instants que demande le bébé, ont été énumérés par un des collaborateurs du *Lyon Médical* sous une forme originale :

1

Ton fils toi-même nourriras,
Afin qu'il vive longuement.

2

Autour de lui ménageras
D'air frais et pur un bon courant.

3

Avec grand soin éviteras
Tout bruit dans son appartement.

4

De flanelle le couvriras
Et le tiendras bien chaudement.

5

Dans le maillot lui serreras
Son petit corps modérément.

6

Dix fois par jour le laveras
Afin qu'il vienne proprement.

7

S'il s'échauffe, toi, tu boiras,
Deux ou trois tasses de chiendent.

8

S'il a le flux, lui pousseras
D'amidon, vite, un lavement.

9

Poudre de riz tu lui mettras,
Pour le garer du frottement.

10

Force éponges prépareras
Pour tous les cas — et accidents.

Que les jeunes mères lisent et relisent ces utiles préceptes, qu'elles les apprennent même par cœur, comme elles ont appris les dix commandements de Dieu : leurs bébés s'en trouveront bien.

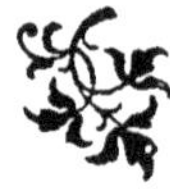

LES SOPHISTICATIONS DU THÉ OU TCHA CHINOIS

UN THÉ FRANÇAIS : LA BOURRACHE

Il devient de plus en plus difficile, pour ne pas dire impossible, de se procurer du thé véritable, tant cette plante est l'objet de manipulations frauduleuses qui la dénaturent. Sous son nom, il est livré dans le commerce des mélanges de plantes sans valeur, auxquelles des substances chimiques dangereuses donnent une vague ressemblance avec la dicotylédonée chinoise. La rareté de cette plante, eu égard à la prodigieuse consommation qu'on en fait, — plus de 65 millions de kilog. par an, en Europe seulement, — explique, mais n'excuse pas, il est vrai, ces sophistications. D'un autre côté, le consommateur doit, jusqu'à un certain point, ne s'en prendre qu'à lui s'il est trompé, car, peu conséquent avec lui-même, il entend avoir à bon marché un produit fort cher.

Le thé, ou tcha en langue mandarine, est fourni par les feuilles d'un arbrisseau toujours vert, originaire de la Chine et du Japon. La culture en est assez délicate ; l'arbuste craint la gelée et aussi la sécheresse ; de plus, il ne produit qu'après la troisième année et jusqu'à la huitième ou dixième. Les feuilles, — la seule partie utilisée, — sont récoltées trois fois par an, en avril, juin et juillet; la première récolte fournit le *thé impérial,* le plus estimé. Elles sont jetées dans l'eau bouillante qui les ramollit, puis roulées une à une entre les doigts, par des femmes principalement, pour en extraire le suc âcre et, paraît-il, nuisible. Ainsi roulées, elles sont déposées sur des plaques de fer chauffées où elles se dessèchent. Leur préparation est terminée et elles peuvent être mises dans les boîtes en métal qui servent à les expédier et que décorent des magots fantastiques qui les font reconnaître de tous. Longtemps l'on a admis que les thés *verts* et les *noirs* provenaient d'arbrisseaux d'espèces différentes; on sait aujourd'hui à quelle cause il faut attribuer leur coloration dissemblable : les feuilles rapidement desséchées gardent, à peu de chose près, leur coloration naturelle, alors que celles soumises à une dessiccation plus lente, perdent leur teinte primitive, par suite de la macération. De là des thés noirs et des verts. Ces derniers sont les plus âcres et les plus excitants.

Les feuilles de thé renferment, entre autres substances, de la *théine,* du tanin, une huile volatile, de l'albumine ou de la caséine. La *théine* est identique à la *caféine*, d'où le même effet d'excitation produit par le café et le thé sur le système nerveux. Nombre d'écrivains ont recours à ce stimulant. Prosper Mérimée, l'auteur de *Colomba,* l'a avoué dans ses Mémoires : « La nuit, ayant pris du thé trop fort, j'écrivis une quinzaine de pages. » Mais, là ne se borne pas l'action du thé : par la théine, il ac-

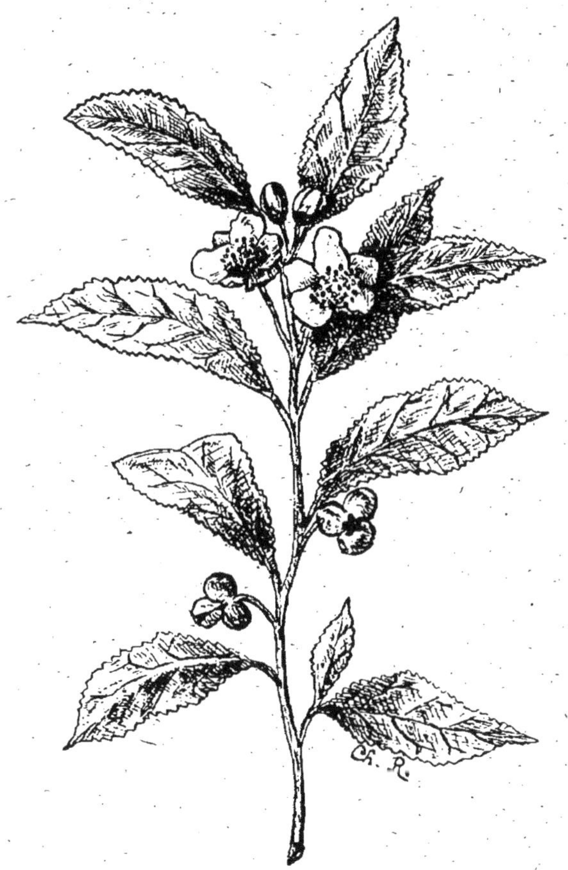

Thé.
Feuilles, fleurs et fruits.

célère la circulation du sang, augmente la calorification et les sécrétions ; par le tanin, il est tonique et astringent; enfin, il est diaphorétique, c'est-à-dire qu'il provoque la transpiration. L'emploi du thé est recommandé dans les indigestions, les gastralgies, les lourdeurs de tête ; il est efficace aussi contre les courbatures et les refroidissements. Pris avec excès, cependant, le thé amène une agitation fébrile qui détermine des insomnies opiniâtres. De plus, cette boisson ne convient bien qu'aux personnes molles de constitution ; celles dont le tempérament est irritable doivent s'en abstenir.

Telles sont les propriétés du thé... véritable, mais non de ces mélanges qui ne possèdent de la plante que le nom et contre lesquels il est utile de se mettre en garde.

Si l'on en croit le Dr Avezou, les Chinois réservent pour leur usage personnel les feuilles les meilleures et n'exportent que celles de second choix qu'ils colorent artificiellement avec du bleu de Prusse, du curcuma et de la plombagine. Certains commerçants anglais usent, dans le même but, de substances non moins dangereuses : cachou, chromate de plomb, magnésie, soude ; d'autres industriels livrent aux consommateurs, sous l'étiquette de thé chinois, des feuilles de peuplier, d'aune, de houx, de marronnier, de prunier sauvage, de frêne, d'aubépine ou de sureau, auxquelles le bleu de Prusse donne une coloration imitant celle des feuilles de l'arbre à thé. Enfin, on trouve dans le commerce une préparation faite de mauvaises poussières de thé et de gomme.

On comprend le danger qu'il y a à faire usage de ces sophistications, surtout si, comme en Asie, en Angleterre, en Russie et en Hollande, on en fait une consommation journalière. Il n'est nul besoin d'insister. Devant ces risques, je conseillerai, pour remplacer le thé comme boisson d'agrément, la *bourrache,* que l'on a, non sans beaucoup de justesse, surnommée le thé français et qui sert à préparer une infusion délicieuse et tonique.

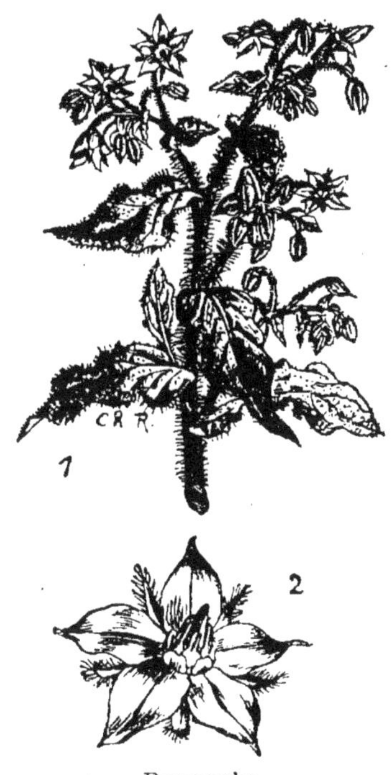

Bourrache.
1. Plant avec fleurs. — 2. Fleur.

Un mot d'abord de la plante et de ses propriétés.

Tout le monde connaît la bourrache, mais peut-être comme tout le monde connaît la Patagonie ou le Transvaal, c'est-à-dire vaguement. Quelques personnes, à la vérité, ont pu en faire usage comme tisane sur le conseil du médecin ou sur le dire d'un ami. Cependant cette plante mériterait d'être plus appréciée, car elle est utile dans nombre de cas. Mes lecteurs me sauront gré de la leur faire connaître exactement.

Les hasards d'une promenade vous ont bien souvent amenés à considérer une plante assez étrange, à la tige droite peu charnue, recouverte de poils, aux feuilles ovales, de grande dimension ; ses fleurs, assez volumineuses, qui se succèdent pendant tout l'été, sont bleues, très rarement roses ou blanches : c'est la bourrache. Cette plante ne demande aucune culture, elle pousse partout où sa semence tombe, et si, dans votre jardin, vous avez laissé un pied monter en graines, vous pouvez compter en récolter chaque année. L'aspect de la fleur est gracieux et Juliette Lambert aimait « ces bourraches bleues, si charmantes, si mélancoliques, dont la tige épaisse porte des pétales si finement dessinés. »

Les propriétés de la bourrache sont nombreuses et variées.

Comme plante médicinale, elle est employée pour combattre, à leur début, les fièvres éruptives ; en infusion, elle donne une tisane pectorale très fréquemment ordonnée dans les refroidissements ; elle doit encore au nitrate et à l'acétate de potasse que contiennent ses sucs, des vertus dépuratives remarquables ; enfin, son action est très efficace dans certaines maladies de la peau : les furoncles, l'eczéma, etc. J'allais oublier de dire qu'on en fait un salutaire usage, comme sudorifique, contre les attaques de rhumatisme musculaire. En un mot, en infusion, la bourrache est dépurative, antiphlogistique, diurétique, rafraîchissante et sudorifique.

On prépare la tisane de bourrache en faisant infuser 10 grammes de feuilles sèches dans 1 litre d'eau.

On fait encore de la bourrache un usage qui surprendra beaucoup de gens.

Comme plante potagère, — mais, oui, plante potagère, — elle mérite d'être estimée. Bon nombre de familles, dans le Midi surtout, en font un plat dont ils disent merveille et qui remplace le plat d'épinards. Les fleurs servent aussi à orner les salades concurremment avec les fleurs de capucines.

J'en ai fini avec les détails qui peuvent vous paraître fastidieux et j'arrive à ce qui vous intéresse.

Donc, nous nous rendons tributaires de la Chine et du Japon, pour un produit que nous payons fort cher et qui, presque toujours, ne nous est livré que falsifié, alors que nous avons sous la main un *thé* excellent. En effet, la bourrache peut remplacer le thé ; la première tasse étonne un peu le palais, mais dès la seconde on est convaincu, et beaucoup déclarent cette infusion supérieure au thé lui-même. Pour la confection du thé de bourrache, on réserve les feuilles, les sommités et la tige ; certaines personnes préfèrent l'infusion des fleurs à celle des feuilles ; on fait sécher la plante en la suspendant, au grenier par exemple, mais à l'abri de la poussière. On prépare le *thé français* comme son similaire chinois : on place dans la théière deux ou trois feuilles sèches (ou même fraîches) de bourrache et une ou deux feuilles d'oranger (c'est obligatoire), on verse sur le tout de l'eau bouillante, on couvre le vase et l'on peut remplir les tasses après quelques minutes d'infusion. C'est excellent, croyez-moi.

Je vous souhaite ceci, cependant : Ne rêvez pas bourrache, car la *Clef des Songes* affirme que c'est le présage infaillible d'une maladie de langueur.

LES COUVEUSES POUR ENFANTS

Ce mot a dû, il y a cinquante ans, faire sourire bien des gens et faire lever les épaules à bien des incrédules ! Faut-il s'en étonner, alors qu'on voit la plupart des inventions recevoir, à leur naissance, ce que j'appellerais volontiers « le baptême du mépris ? »

La couveuse pour enfants est cependant un appareil des plus précieux : elle achève l'œuvre que la nature, pour des causes diverses, laisse parfois incomplète, et elle permet d'amener, pour ainsi dire, jusqu'au seuil de la vie, de petits êtres que leur arrivée prématurée à la lumière semblait devoir ravir à l'affection de leurs parents.

C'est au docteur Denucé, professeur à la Faculté de Bordeaux, que nous devons le premier essai d'incubation. Il fit construire, en 1853, — l'invention de la couveuse n'est donc pas aussi récente qu'on pourrait le croire, — cette pseudo-couveuse qu'il appelait « berceau incubateur » ; elle était très simple : deux baignoires en zinc étaient intercalées l'une dans l'autre et soudées par les bords ; à la partie supérieure, un entonnoir introduisait l'eau chaude entre les deux baignoires ; en bas, un robinet laissait échapper l'eau refroidie ; un thermomètre, à l'intérieur, indiquait la température. L'enfant était déposé dans la première baignoire.

Avec cette couveuse rudimentaire, Denucé obtint des résultats très satisfaisants. En 1857, il conserve pendant dix-sept jours, à la même température, un enfant né vers le sixième mois de la vie fœtale.

Je passerai rapidement sur les appareils du Dr Peyraud, de Libourne (1878), et de Crédé (1884), qui présentent avec le précédent de grandes analogies ; je dirai seulement que, dans ce dernier, le berceau incubateur s'est perfectionné sensiblement, et que les services qu'il rend sont de plus en plus appréciables. Nous sommes cependant encore loin de la couveuse moderne. Autant la lourde et presque informe machine de Stephenson diffère de l'élégante et légère locomotive qui dévore l'espace, autant les appareils incubateurs diffèrent de la couveuse que nous voyons à la Maternité de Paris. Ainsi en est-il de toutes les inventions qui, une fois conçues et exécutées, évoluent sans cesse vers un idéal de perfection.

Le professeur Tarnier, en 1880, introduisit à la Maternité de Paris, la véritable couveuse ; on ne s'en servit en réalité qu'à la fin de 1881. Sa forme est celle d'une boîte cubique ; elle est en bois et repose sur un piédestal. Comme elle était construite pour contenir plusieurs enfants, on ne pouvait guère l'utiliser que dans les Maternités. Comprenant les inconvénients qu'elle présentait, — prix élevé, volume embarrassant, difficulté de déplacement, — le Dr Tarnier imagina bientôt un autre appareil plus pratique. Il fut d'ailleurs aidé par le Dr Auvard, son interne, qui ajouta à l'appareil une petite hélice servant à en constater le fonctionnement régulier. Extrême simplicité, tel est, au dire de l'inventeur lui-même, le principal mérite de cette couveuse que le premier menuisier venu peut construire à peu de frais. Ce

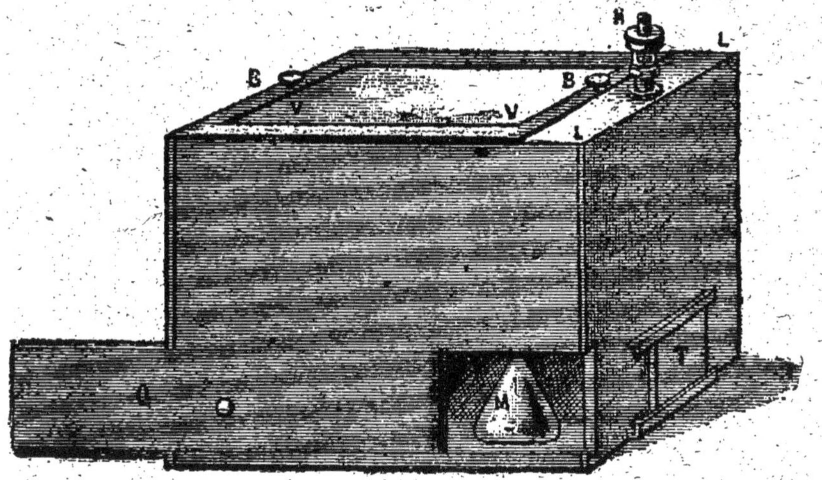

Nouvelle couveuse de Tarnier.

B. Boutons saillants. — H. Hélices. — M. Cruchons. — O. Porte à coulisse. — T. Trappe. — V. Vitre.

n'est pas autre chose, en effet, qu'une caisse en bois de soixante-cinq centimètres de long, sur trente-six de large et cinquante centimètres de haut ; l'épaisseur de ses parois est de vingt-cinq millimètres, et une ouverture de quatre centimètres et demi assure l'aération. Cette caisse est divisée en deux compartiments qui communiquent entre eux par l'intervalle laissé entre la cloison et l'une des parois. Dans cet intervalle est fixée une éponge mouillée destinée à maintenir une certaine quantité de vapeur d'eau dans l'atmosphère qu'échauffent constamment les quatre ou cinq cruchons d'eau bouillante déposés dans le premier compartiment. Deux vitres épaisses, superposées et mobiles, ferment la caisse aussi complètement qu'on le veut, et permettent de surveiller l'enfant placé sur un petit matelas à l'étage supérieur; le thermomètre fixé près de lui doit marquer une température à peu près constante, de 30 à 32°, mais qui peut s'élever jusqu'à 37°, si le nouveau-né est très faible. Il est facile de régler la température : il suffit de changer un des cruchons toutes les deux heures, et d'ouvrir comme il convient la trappe établie dans les parois de la caisse.

Semblable à celle que je viens de décrire, la couveuse de Hutinel a cependant sur la première un avantage sérieux ; on peut, grâce à l'émail dont elle est recouverte à l'intérieur, la désinfecter plus facilement.

L'appareil incubateur de Diffre, de Montpellier, est beaucoup plus élégant que les précédents et se prête mieux à l'aération et à la désinfection.

Malgré le désir que j'ai d'abréger cette énumération déjà longue des appareils et des modifications successives qui y furent apportées, je ne puis cependant omettre la couveuse de Colrat, qui diffère sensiblement, en effet, de celles déjà décrites. Par la forme d'abord : c'est une pièce — presque une chambre — vaste et spacieuse où sont réunis tous les nouveau-nés de la Maternité de Lyon ; ensuite, par les améliorations qu'elle comporte : le chauffage s'y fait d'une façon régulière, l'atmosphère est renouvelée au moyen d'un courant d'air continu venant du dehors. Voilà qui est bien, sans doute ; mais si, dans cette couveuse, on introduit un enfant atteint d'une maladie contagieuse, qu'arrivera-t-il ? N'est-il pas à craindre qu'il ne communique aux autres « pensionnaires » le microbe délétère ? Je le crois et je partage en cela l'opinion du Dr Pascaud qui redoute la réunion,

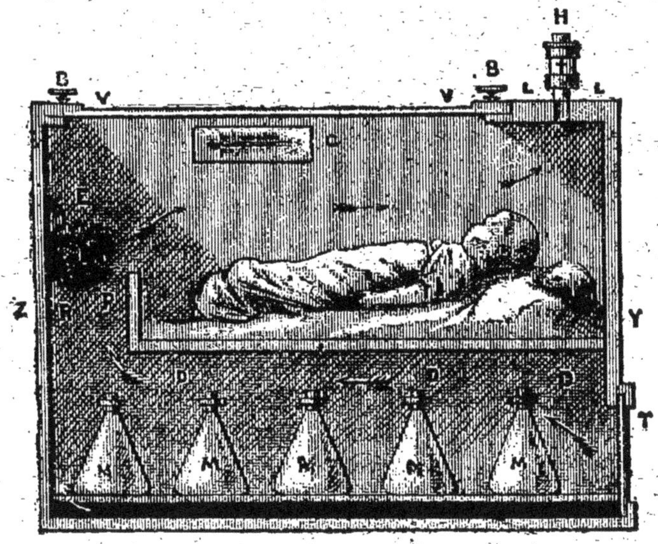

Coupe de la nouvelle couveuse de Tarnier.

B. Boutons saillants. — C. Thermomètre. — D. Cloison horizontale. — E. Eponge mouillée. — H. Hélice. — L. Bande de bois. — M. Cruchons. — P. Rebord de la cloison horizontale. — R. Espace pour le passage de l'air. — T. Trappe. — V. Vitrine. — Y. Paroi de la couveuse à l'une de ses extrémités. — Z. Paroi de la couveuse à l'autre extrémité.

dans une même couveuse, d'un certain nombre d'enfants nés avant terme. Aussi ne préconiserai-je point la couveuse Colrat. Qu'est-il besoin, d'ailleurs, dans les Maternités, d'un si vaste appareil ? La couveuse de Tarnier me paraît encore préférable ; elle est portative et peut servir, à volonté, pour un ou plusieurs enfants, non seulement dans les Maternités, mais encore dans les familles. Il arrive souvent, en effet, que les parents hésitent à confier leurs enfants aux hôpitaux, crainte assez naturelle, cela se conçoit, bien qu'ils y soient remis aux mains de personnes expérimentées. On n'est pas toujours sûr, en outre, d'avoir dans ces établissements un bon accueil.

Qu'on me permette de rappeler à ce propos, non pas une anecdote, mais un souvenir. Maître Bernier, avocat à la Cour d'appel et conseiller municipal de Paris, se plaignait un jour qu'on n'eût voulu, dans aucune Maternité de la capitale, recevoir un enfant né avant terme. Le pauvre petit était mort, avant que son père, qui le promenait d'hôpital en hôpital, eût pu trouver une couveuse. M. Napias, directeur de l'Assistance publique, répondit que tous les appareils des hôpitaux étaient réservés aux enfants qui naissaient dans ces établissements. Pour éviter le retour de semblables accidents, l'Assistance publique devrait disposer de quelques couveuses qu'on pourrait transporter à domicile : dix suffiraient. Si l'on songe que l'une d'elles coûte environ mille francs, on se convaincra que l'Administration grève chaque année son budget de certaines dépenses à coup sûr plus onéreuses et moins utiles.

L'énumération des couveuses serait incomplète, si je passais sous silence celle qui fonctionne aujourd'hui dans un très grand nombre d'établissements, en France et à l'étranger. — Je me surprends en flagrant délit de mensonge. Ne disais-je pas, il n'y a qu'un instant, que j'en avais fini avec les descriptions ? Mais les lecteurs bienveillants me pardonneront quand ils sauront que je suis allé, un dimanche, tout exprès, à Paris, pour me renseigner sur le mécanisme, et connaître *de visu* le fonctionnement de ce récent appareil. Bien que M. Lion, l'inventeur,

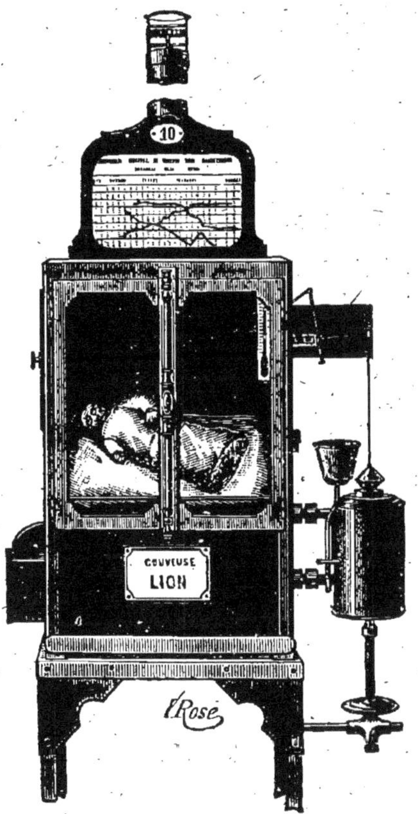

Couveuse de Lion.

fût absent, les explications que me donna son dévoué comptable n'en sont pas moins complètes.

La couveuse Lion est en métal ; cette idée d'employer le métal à la construction des couveuses, revient au professeur Pinard qui l'avait eue le premier.

La couveuse a la forme d'un parallélipipède monté sur un support en fer. Un tube de huit centimètres de diamètre, s'ouvrant à la base de l'appareil, ainsi qu'une cheminée d'appel du même diamètre, assurent la ventilation ; la force du courant d'air est indiquée par la rotation de l'hélice placée au sommet. La face antérieure est munie d'un châssis de verre à deux battants se fermant au moyen d'une crémone. Sur la face gauche, un autre châssis, également vitré, permet à la mère ou à la garde de surveiller les mouvements de l'enfant et de le prendre, quand il est besoin. Le fond de la couveuse est mobile et s'enlève comme la planchette d'une cage. Un hamac en toile métallique, fixé au milieu de l'appareil, reçoit l'enfant autour duquel l'air circule librement ; un thermomètre indique la température. Voici maintenant comment sont amenés dans la couveuse la chaleur et l'air. Un serpentin communiquant avec un réservoir voisin traverse la couveuse ; on peut employer indifféremment, pour le chauffer, ou le gaz, ou le pétrole, ou bien encore l'électricité. Un système spécial de tuyaux fait arriver l'air, non pas des appartements, mais du dehors, où il est, cela va sans dire, plus pur ; il est, en outre, filtré avant son introduction dans la couveuse ; une cheminée le rejette à l'extérieur. On peut encore, grâce à ces dispositions, additionner l'air de gaz médicamenteux : oxygène, ozone, essences balsamiques de pin, d'eucalyptus..., suivant les indications du médecin. Ainsi sont conjurés les dangers qu'entraîne la réunion de plusieurs enfants dans une couveuse.

Il vaut mieux, pour diverses raisons, que l'enfant

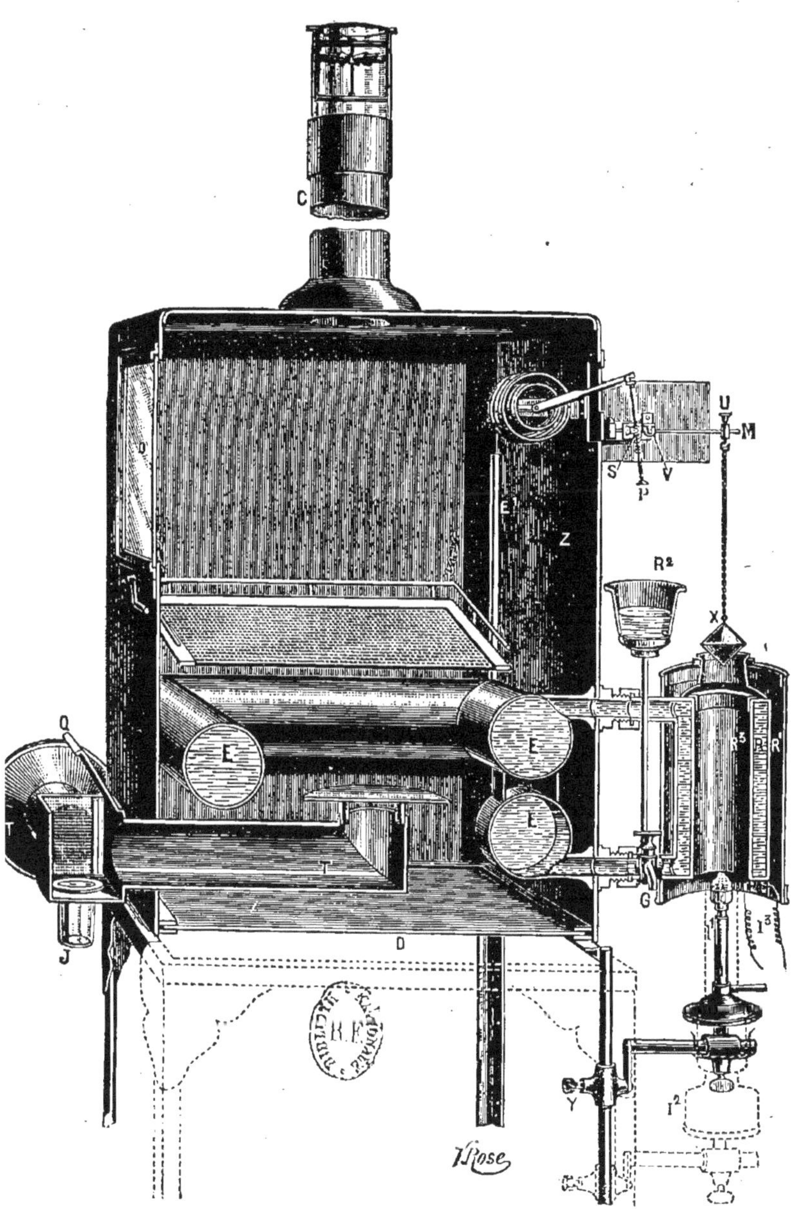

Couveuse de Lion.

reste emmailloté pendant son séjour dans la couveuse ; on aura soin toutefois de tenir compte de l'élévation de température que produisent les langes. Son allaitement et sa toilette, qui se renouvellent toutes les heures et demie environ, doivent être rapidement « expédiés », l'atmosphère de la chambre étant beaucoup plus basse que celle de la couveuse. On aura soin aussi, avant d'enlever définitivement le bébé, d'abaisser progressivement la température de l'appareil et d'élever par contre celle de la salle qu'il doit occuper ; une transition trop brusque pourrait avoir de funestes effets.

Dans le cas où l'enfant, à cause de sa faiblesse, ne peut téter, on a recours à l'alimentation forcée, appelée aussi « gavage ». Elle se pratique de plusieurs façons : par le nez, par la bouche, quelquefois même au moyen d'une sonde. Elle est toujours sans danger, grâce à la finesse des instruments introducteurs. Le gavage complète donc l'œuvre de la couveuse dans certains cas, et contribue aux résultats merveilleux qu'elle obtient chaque jour.

Mais je laisse ici parler les chiffres, leur éloquence sera des plus convaincantes. Ces chiffres donnent les résultats obtenus par les couveuses employées à la Maternité.

Sur les enfants pesant	de 1000 à 1500 gr.,	30	0/0	ont vécu
—	de 1500 à 2000 »	78,3	»	—
—	de 2000 à 2580 »	90,2	»	—

Avant l'apparition des couveuses, les enfants pesant moins de 2000 grammes mouraient, suivant Auvard, dans une proportion de 60 0/0 ; depuis leur fonctionnement, ce chiffre s'est abaissé à 36,8 0/0 ; la conclusion à tirer s'impose d'elle-même. D'autre part, le peuple croit généralement que les enfants sont plus viables à sept mois qu'à huit ; la statistique suivante démontre péremptoirement la fausseté de cette opinion. Plus un enfant né avant terme est âgé, plus grandes sont ses chances de vivre et de se bien porter. Les rapports de Tarnier, de Chantreuil et de Budin affirment que la mortalité des enfants nés à sept mois s'élevait, avant l'emploi des couveuses, à 60 0/0, alors que ceux qui naissaient à huit mois survivaient dans la proportion de 78 0/0.

Immenses sont donc les services que rend chaque jour la couveuse. Non seulement, elle préserve de la mort les petits êtres qui viennent au monde avant terme, mais quelquefois même elle guérit, en une journée, les enfants nés à terme, mais qui sont affectés d'œdème !

Si l'on préconise tant les inventions destinées à améliorer le bien-être des hommes, que ne doit-on pas faire pour la vulgarisation de cet appareil si précieux et indispensable, qu'est la couveuse pour enfants ?

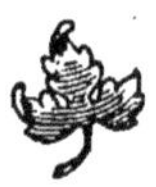

LEÇON DE CHOSES

Aux Présidents Krüger et Steijn.

Le monde entier a les yeux fixés sur un petit peuple, les Boërs, qui tient courageusement tête à l'avide Angleterre.

Chassés de France au moment des guerres de religion, un grand nombre de huguenots se réfugièrent dans les Pays-Bas, et de là, firent voile vers le Cap, où les avaient précédés les Hollandais, leurs frères en religion, et où ils espéraient pouvoir vivre, travailler en paix et prier Dieu en toute liberté. Laborieux et doux, ils avaient civilisé cette partie du continent noir, l'avaient défrichée et ils y étaient heureux, lorsque les Anglais les en chassèrent et les refoulèrent dans l'intérieur, vers les Monts du Dragon, sur les bords du Vaal et du Limpopo. Mais, dans ces rudes pays, ils eurent le malheur de rencontrer sous leurs pas des filons d'or, et les Anglais, dignes descendants des pirates anglo-normands, s'acharnèrent à détruire l'indépendance de ces hommes heureux, pour s'emparer de l'or de leur sol! Et le sang des héros est répandu à profusion.

Les Boërs ont gardé de leurs ancêtres des goûts simples et religieux. Groupés autour de l'aïeul vénéré, ils vivent en famille, et leurs mœurs sont patriarcales. Ils ont un amour passionné pour la terre qui pourvoit à tous leurs besoins et satisfait à tous leurs désirs. Ils n'ont d'autres joies que celles du foyer ; ils ne connaissent d'autre plaisir que la libre activité de leur être au milieu de leurs plaines vertes et fertiles, ni d'autre divertissement, — et encore est-ce là un besoin pour eux, — que la chasse au sein de leurs forêts profondes et giboyeuses. Comme ils se suffisent à eux-mêmes et qu'ils n'empruntent aux autres peuples ni le luxe tentateur, ni l'ambition corruptrice, ils ont l'âme haute et le cœur honnête.

C'est à la moralité de leur éducation qu'ils doivent leur héroïsme.

Dès leur plus tendre jeunesse, les Boërs s'appliquent aux travaux des champs et accompagnent leurs aînés à la chasse ; ils sont ainsi de bonne heure rompus aux fatigues, insensibles aux intempéries. Dans leurs luttes avec les hôtes féroces des montagnes, ils apprennent à déployer une agilité et un sang-froid extraordinaires. Aussi forment-ils un peuple d'hommes vigoureux, un peuple de tireurs d'une habileté incomparable, un peuple de gens de cœur qui mettent leur orgueil à endurer toutes les fatigues et à toujours atteindre le but qu'ils ont visé.

On comprend qu'une telle éducation physique et morale les ait admirablement préparés à la lutte qu'ils soutiennent aujourd'hui. Ils vont « chasser l'Anglais » comme ils allaient chasser l'ours ou la gazelle, et ils ne tirent pour ainsi dire qu'à coup sûr, lorsque l'ennemi est à portée de leur arme. A toutes ces qualités, ils en joignent une autre plus précieuse encore: l'amour toujours grandissant de leur indépendance; pour elle aucune privation ne leur coûte, pour elle, ils savent se contenter de peu. Cela explique la facilité avec laquelle ils se déplacent et surprennent un adversaire qui, non accoutumé à une nourriture digne des anciens Spartiates, doit traîner à sa suite des bagages nombreux et encombrants.

*
* *

Spartiate! quels souvenirs ce mot éveille! Il fut une heure dans l'histoire où un peuple avide, nombreux et riche — les Perses — se rua contre l'indépendance de la Grèce. La mémoire des générations retentit encore du bruit des exploits des soldats de Sparte aux Thermopyles, des marins d'Athènes à Salamine, des Grecs confédérés à Platée ; elle a gardé le souvenir de la déroute de Xerxès et des siens.

Les héros de Colenso et de la Tugela apparaîtront aux générations futures plus glorieux encore, car ils ont à combattre une puissance formidable — c'est bien la lutte du moucheron contre le lion. Puissent les Boërs, aussi heureux que les Hellènes, repousser le spoliateur, et l'anéantir sous l'ignominie de son dessein!

*
* *

Mais aussi, quelle leçon! Volontiers, je dirais aux enfants de la France : Regardez ces preux et ces vaillants; apprenez d'eux à aimer la patrie, à chérir la

4.

liberté. Comprenez, par l'exemple qu'ils vous donnent, l'inanité des propos des blasés et des sceptiques, de ces malheureux ou de ces fous qui osent affirmer que l'égoïsme a tué chez l'homme tout bon sentiment: amour du prochain, culte de la patrie, respect de la vertu et foi en la justice. Le généreux Tolstoï a pu s'écrier: « Lorsque je songe aux maux que j'ai soufferts à cause des haines nationales, je dis que tout cela repose sur un grossier mensonge: l'amour de la patrie. » Mais, il pensait à ces hommes, à ces misérables qui, trop souvent en effet, ont exploité les mots si beaux de liberté et de patrie pour satisfaire leur orgueil ou leur désir immodéré des richesses. Par contre, n'est-elle pas interminable la liste des héros qui sont morts pour leur pays et son indépendance, pour la défense du droit et de la justice?

Le colonel de Villebois-Mareuil vient, par sa fin glorieuse, d'ajouter son nom à ceux de ces sublimes martyrs: il a préféré succomber plutôt que de rendre sa vaillante épée sans tache à des adversaires qu'il méprisait pour leur cupidité qui, seule, les avait poussés à entreprendre une guerre déloyale.

Il est admirable, l'élan qui pousse les Boërs, hommes, femmes et enfants, au-devant des envahisseurs, contre les agresseurs. Puissent-ils, par une victoire définitive, faire mentir la maxime trop célèbre: « La force prime le droit! » Puissiez-vous aussi, enfants qui demain serez des hommes, puissiez-vous, par votre modération et votre moralité, contribuer à faire régner la Justice Eternelle!

*
* *

Quelle leçon aussi pour tous : pères, éducateurs, magistrats et gouvernants !

Cette guerre est une indication précieuse de la voie dans laquelle il convient de diriger l'éducation de nos fils. Elle démontre clairement que c'est avec raison que l'on se préoccupe en France et en Europe d'apporter de grandes modifications à l'éducation physique qui doit marcher de pair avec l'éducation de la volonté. C'est sur ces deux points que doivent porter tous les efforts. L'intelligence n'est rien, si elle n'est pas guidée par une volonté hautement morale, si elle n'anime pas un corps vaillant et exercé.

Les avantages remportés par les Boërs font encore ressortir toute l'utilité des sociétés de tir. Grâce à celles-ci, les jeunes gens s'habituent au maniement du fusil et acquièrent une justesse de coup d'œil qui est, pour le soldat, la première des qualités. De plus, elles assurent aux hommes rentrés dans leurs foyers le moyen de ne pas perdre la science du tir, à ce point précieuse qu'il est maintenant prouvé qu'une petite troupe de tireurs adroits a plus de valeur qu'une troupe nombreuse, mais inhabile à se servir de ses armes.

Les pouvoirs ont déjà augmenté la part de temps consacrée à la gymnastique, introduit et encouragé les exercices physiques. Si ce n'est pas assez encore, reconnaissons cependant que les autorités directrices ont fait ce qu'elles pouvaient. Mais, là où s'arrête leur action, là commence l'initiative du père et de la mère. Je voudrais que tous les parents fussent persuadés qu'ils rendront à leurs enfants le plus grand service, qu'ils leur témoigneront le plus véritablement leur amour, s'ils s'occupent de développer le corps comme ils s'efforcent de meubler l'esprit et d'élever le cœur. Dans cette éducation du cœur, une nécessité s'impose: *créer des volontés.* Il faut accoutumer les enfants à *vouloir,* les habituer à faire dépendre leurs actes d'une raison morale, à soumettre leur vie au Devoir. C'est par la création de la moralité dans l'âme que l'homme s'achève et qu'il devient réellement homme. Les temps présents exigent des *énergies.* Créons-les dans nos enfants. Et nous-mêmes, sachons *vouloir*, l'intention la meilleure ne suffit pas : il faut y ajouter la persévérance.

L'ALLAITEMENT MATERNEL

Bienheureuses sont les mères qui peuvent allaiter leurs enfants ! L'allaitement est, pour elles, la sublime récompense des ennuis et des douleurs qui accompagnent la naissance du bébé. La femme trouve, dans l'accomplissement de ce devoir, le premier épanchement de son amour maternel. « Enfanter, a dit Balzac, n'est rien ; nourrir, c'est enfanter chaque jour ! »

Si la Nature a doté la femme de certains charmes esthétiques, ce n'est pas seulement pour l'embellir, mais bien dans la pensée plus élevée de lui donner à la fois un organe et une fonction seuls capables d'assurer la vie de ce cher petit être, formé de sa substance, et qui a vécu de son sang. C'est par conséquent une loi sacrée pour la femme d'élever elle-même le chérubin dont elle est fière ; elle doit se pénétrer de la grandeur de cette mission et s'y consacrer entièrement, bien que cette tâche lui impose parfois des peines et des sacrifices et l'oblige à renoncer à certains plaisirs mondains ; par contre, la maternité lui offre des compensations supérieures, une somme de joies ineffables, d'exquises satisfactions morales et souvent la plus précieuse consolation :

> Un Dieu créa dans nos misères
> Les baisers des enfants pour les larmes des mères !

a dit l'auteur du *Mérite des femmes.*

Que toute maman qui n'a pas l'excuse d'une mauvaise santé, ne livre donc pas son enfant aux mains d'une nourrice ; quelque bonne et honnête qu'elle soit, celle-ci peut avoir sur la vie du petit être une influence maligne, et lui communiquer avec son lait, des penchants mauvais, au lieu des qualités du cœur et de l'esprit que la mère lui eût transmises. On peut craindre aussi que l'enfant ne s'attache plus à sa nourrice qu'à sa mère elle-même.

Est-il de plus bel exemple que celui donné par notre alliée et amie, l'impératrice de Russie, qui, placée au suprême degré de la puissance humaine, nourrit et élève elle-même ses enfants ?

Si je recommande avec insistance ce devoir naturel, c'est aussi dans l'intérêt des mères. Par l'allaitement, elles rétabliront plus promptement leur santé, et éviteront les dangers de la fièvre puerpérale, l'anémie et certaines douleurs névralgiques.

L'allaitement maternel est une nécessité : d'après les statistiques sévères et les chiffres précis donnés par M. J. Bertillon, la mortalité des nouveau-nés s'élevait à sept cent dix par mille parmi les pauvres petits Parisiens envoyés chez des nourrices de province. On espérait tout de l'air si pur des campagnes, qui est comme une seconde nourriture, mais les résultats ne furent pas ceux qu'on avait attendus. Loin de la surveillance des parents, et, pour les orphelins,

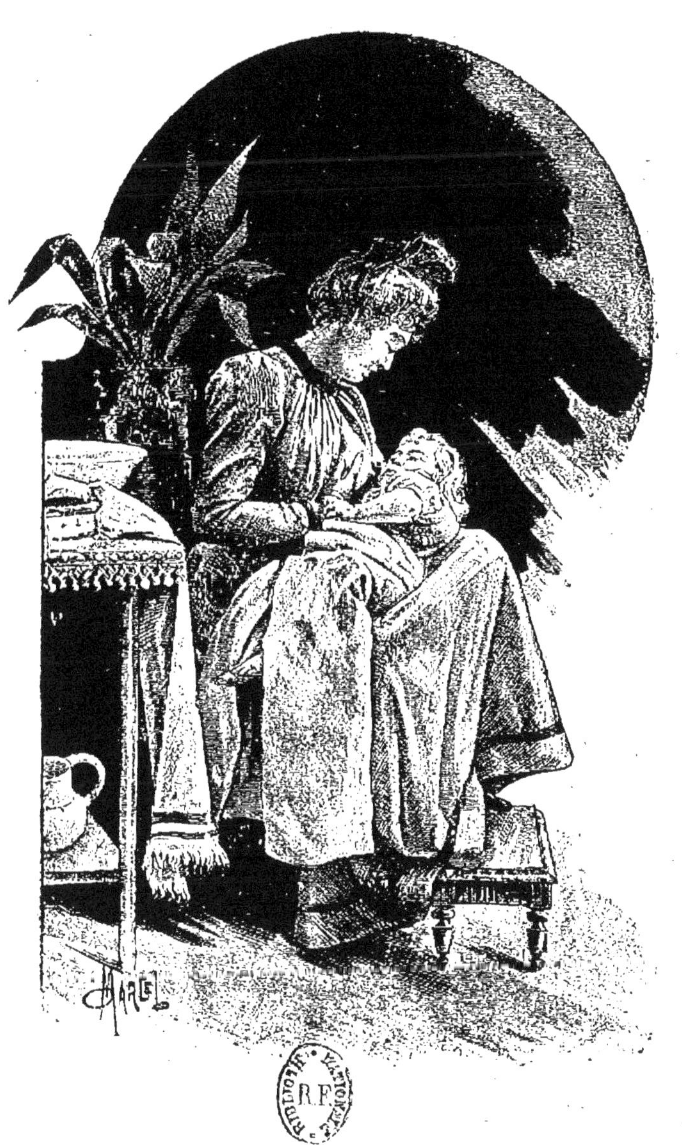

loin du contrôle presque nul de l'Administration, la propreté est négligée et les malheureux petits êtres sont souvent laissés seuls pendant de longues heures, surtout au moment des travaux pressants des champs. L'incurie ou l'ignorance de ces nourrices est rendue plus évidente encore par cette constatation que, dans le département de la Seine, où les enfants assistés reçoivent la visite trimestrielle des inspecteurs, visite hélas! bien trop rare encore, la mortalité des nouveau-nés descend à deux cent quarante par mille. Ce qui confirme l'absolue nécessité d'un contrôle constant, c'est que, parmi les enfants surveillés par le personnel de cette admirable institution *La Société protectrice de l'Enfance,* la mortalité s'abaisse de sept cent dix à une centaine par mille. Et les législateurs demandent et cherchent toujours les moyens de remédier à la dépopulation de la France !

Si, dans chaque commune, pour remplacer les parents absents ou les médecins inspecteurs éloignés, on déléguait quelques habitants intelligents et de bonne volonté que l'on chargerait officiellement de l'étroite surveillance des nourrissons, on parerait à bien des malheurs. Toutefois, les visites de ces délégués, bien qu'assidues et faites à l'improviste, ne seraient pas trop fréquentes et par conséquent importunes, ainsi que cela doit être dans un pays démocratique et logiquement constitué comme le nôtre.

Je ne puis, sans frémir, me figurer le désespoir d'une mère quand meurt ainsi loin d'elle l'enfant qu'elle n'a pas voulu élever. Quels doivent être ses remords ! Se pardonne-t-elle jamais sa coupable indifférence ?

*
* *

Malheureusement et malgré le désir que peut avoir la mère de nourrir elle-même, elle en est quelquefois empêchée, soit qu'elle ait moins de dix-huit ans ou plus de trente-cinq, soit qu'après enquête du médecin, elle ait été reconnue atteinte d'une affection chronique contagieuse, soit encore que l'obligation où elle est de travailler s'y oppose complètement. Des accidents qui surviennent aux seins, tels que profondes crevasses, rebelles gerçures, abcès graves, ou encore une saillie insuffisante des mamelons, mettent aussi obstacle à l'allaitement. Cette dernière difficulté peut facilement être vaincue. On parvient à donner plus de saillie aux seins par des tractions répétées, par de légères frictions faites matin et soir avec de l'eau-de-vie et accompagnées d'onctions au glycérolé d'amidon. Ces précautions doivent être prises dans le courant du dernier mois qui précède l'événement attendu. Comme moyen extrême on a recours aux bouts de seins artificiels bien choisis. S'il survient de petites ulcérations sur les mamelons, on les fait disparaître par des badigeonnages à la teinture de benjoin de Sumatra ou par des lotions d'infusion de roses de Provins ; ces deux médicaments, grâce à leur arome agréable, ont l'avantage de plaire à l'enfant.

Si, malgré tout, la mère ne peut nourrir, je lui conseillerai, de préférence à la nourrice, *même sur lieu*, l'emploi du lait stérilisé. Mais c'est à la condition qu'elle seule, quel que soit son rang (et elle n'aura certes pas à rougir de ce soin), lavera les bouteilles. Cette tâche importante ne doit pas être confiée à une étrangère qui pourrait ne pas la remplir consciencieusement pendant toute la durée de l'ali-

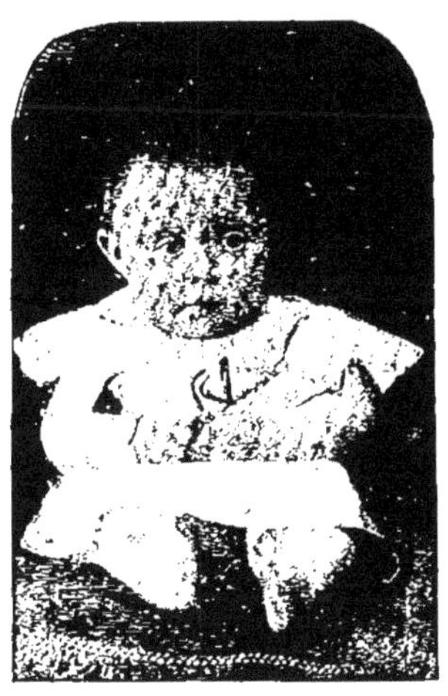

Ma fille, à l'âge de 6 mois et demi, élevée uniquement au lait stérilisé

mentation de l'enfant, car le lessivage et le rinçage de ces bouteilles demandent un temps relativement long, et je rappellerai qu'une seule négligence peut entraîner des troubles dans la santé du bébé : affections gastro-intestinales, dyspepsie, diarrhées, etc. C'est l'impossibilité du nettoyage des biberons en général, qui est la principale raison pour laquelle ce mode d'allaitement, par l'ancien biberon surtout, a été rejeté de tout le corps médical. Si donc on doit y recourir, il faut choisir un appareil stérilisateur parfait, et s'en servir avec les précautions les plus minutieuses et l'attention la mieux soutenue. Une recommandation importante, c'est qu'il ne faut jamais donner une bouteille entamée ayant servi à une tétée précédente, ou même ayant été débouchée préalablement. Le lait, avant d'être mis dans les bouteilles, sera coupé d'un tiers d'eau jusqu'au sixième mois (certains docteurs préfèrent qu'il soit laissé pur, cela me paraît exagéré : le lait non étendu étant trop fort pour l'estomac de l'enfant) ; on y ajoutera un demi morceau de sucre (soit environ 4 grammes par flacon), ce qui le rapprochera davantage du lait de femme qui est plus sucré que celui de vache. Les bouteilles resteront pendant quarante minutes dans une marmite contenant de l'eau en ébullition ; puis, une fois retirées, on appuiera sur les capuchons pour produire l'adhérence complète. Ainsi hermétiquement bouchées, elles peuvent être emportées en voyage avec facilité, car le lait stérilisé reste pur très longtemps ; j'ai conservé de ce lait pendant un mois et l'ayant dégusté au bout de ce temps, je lui ai trouvé sa même saveur agréable.

Le docteur Uhlig a réduit de 80 0/0 la mortalité des enfants athrepsiques soignés à la polyclinique de Leipzig, grâce à l'emploi du lait stérilisé ; avant lui, ces enfants étaient considérés comme voués fatalement à la mort. Ce résultat fait plus tristement ressortir l'excessive mortalité qui a sévi de 1887 à 1893, sur les enfants d'une ville du Nord-Ouest dont je tairai le nom ; sur 6.744, décédés avant l'âge d'un an, 58 0/0 ont succombé à la diarrhée microbienne, que l'on évite par la stérilisation du lait, ainsi que l'a constaté le médecin Président de la Société protectrice de l'Enfance de cette même ville, qui n'attribue à cette maladie la mort d'aucun des nombreux enfants qu'il soigne.

*
* *

La première tétée au sein de la mère se fera quelques heures après la naissance ; l'enfant amènera alors un liquide jaunâtre, le *colostrum,* dont les propriétés purgatives lui sont bienfaisantes, puisqu'elles servent à expulser le *méconium.* Toutefois, si dans le courant de la journée, l'enfant souffre de coliques, c'est que le colostrum n'aura pas suffi à le purger et il faudra recourir aux lavements qui sont de beaucoup préférables à tous les purgatifs recommandés. En cas d'insuccès, cependant, une purgation est nécessaire : du sirop de miel, avec un gramme d'huile de ricin.

Dès les premiers jours, notre jeune maman devra faire son possible pour rester sur son séant au moment d'allaiter son enfant ; elle le tiendra obliquement sur ses genoux en le maintenant dans le bras gauche ; de la main droite, elle lui présentera le sein en veillant à ce que le nourrisson n'ait pas les narines appliquées sur la chair, afin qu'aucun contact ne gêne sa respiration. Pour éviter tout effort à l'enfant ou empêcher que le lait n'arrive trop vite et ne lui cause des renvois et des vomissements, elle appuiera modérément sur la mamelle. Elle aura soin, également, aussitôt avant, et immédiatement après chaque tétée, de laver et d'essuyer avec soin les mamelons, je dis *les*, car il est bien entendu que l'enfant boira alternativement à chacun des deux seins, précaution nécessaire contre leur engorgement. Ce lavage obligatoire supprime les gouttelettes de lait qui y restent adhérentes, s'aigrissent et occasionnent des excoriations à la mère, et de la diarrhée à l'enfant. Enfin, la mère devra toujours se garder du froid, des frottements rudes et naturellement des coups, même légers.

Au début, l'enfant boira à des intervalles d'une heure dans le jour et de deux heures la nuit; après deux semaines, on ne consentira à lui donner le sein que toutes les deux heures dans la journée, malgré ses pleurs, qui peuvent avoir toute autre cause que la faim, étant donné surtout qu'il ne possède que ce seul moyen d'exprimer une foule de besoins. *Il faut se méfier de la suralimentation!* La jeune maman emploiera les mille stratagèmes que son ingéniosité affectueuse lui dictera pour faire prendre patience au petit être jusqu'au moment voulu pour la tétée : elle pourra le déshabiller et le rhabiller (souvent un lange mal disposé est la cause de ses larmes), le promener, mais sans jamais le secouer. La nuit, afin de se procurer le repos qui lui est nécessaire, la maman espacera encore davantage les tétées qui, en tout temps, devraient coïncider avec les réveils du bébé, dont le sommeil doit toujours être scrupuleusement respecté et qu'il suffira de faire boire à neuf heures du soir, à une heure et à cinq heures du matin.

*
* *

Il est difficile, pour ne pas dire impossible, de reconnaître à première vue, si l'enfant se développe d'une façon normale, s'il « profite » autant qu'il le devrait. La pesée méthodique et régulière du bébé permet et d'obvier à ce grave inconvénient, et de savoir si le lait de la nourrice est suffisamment nutritif ; en un mot, elle renseigne exactement sur l'état de santé du nourrisson.

Voici, à ce sujet, quelques explications :

Le poids du bébé venant au monde est en moyenne de 3 kilogrammes (de 2 kilog. 500 à 3 kilog. 500) ; il diminue quelque peu pendant les premiers jours qui suivent la naissance, par suite de l'évacuation du méconium et de l'urine, mais pour ensuite progresser régulièrement. Pendant les cinq premiers mois, l'enfant gagne en moyenne de 20 à 25 grammes par jour ; il arrive ainsi, à la fin de cette période, à atteindre un poids double de celui qu'il avait en naissant ; l'augmentation continuant toujours, bien que moins rapidement, le poids observé au cinquième mois se trouve encore avoir plus que doublé au seizième.

Les pesées donnent des indications précieuses aux mamans qui doivent se pénétrer de cette pensée que tout enfant dont le poids ne s'accroît pas, a forcément un mauvais état de santé. Elles ont alors à rechercher si leur lait en est la cause. S'il n'est pas assez abondant, assez nutritif, elles s'efforceront de l'améliorer en changeant leur régime personnel ; et si elles n'y parviennent pas, elles prendront une nourrice, ou mieux encore, comme je l'ai déjà dit, elles nourriront leur bébé au lait stérilisé. En aucun cas, elles ne l'obligeront à manger, sous prétexte de lui donner des forces. Si l'enfant n'est ainsi faible que parce qu'il digère mal, ou qu'il est échauffé, on aura recours aux lavements et on combattra sérieusement la constipation qui est, à mon avis, la source de la plupart des maladies infantiles, et l'échauffement qui est la véritable cause des diarrhées souvent si fatales.

Dès que le mal aura été découvert et écarté, Bébé se « remplumera » ; sa gentille petite figure deviendra pleine, son corps plus volumineux, plus lourd et plus ferme au toucher, la peau plus tendue et plus douce : il sera sauvé.

Que l'on ne s'y trompe pas, si le poids de l'enfant doit s'accroître continuellement, c'est dans une juste mesure. Une progression exagérée est un mauvais symptôme tout aussi bien que le défaut d'augmentation de poids. C'est ce que l'on ne comprend pas toujours, et l'on voit trop souvent les gens s'extasier à la vue d'un gros bébé, aux joues arrondies, aux membres énormes ; ces personnes ne remarquent pas combien son teint est d'un blanc terne et sans transparence, combien ses mouvements manquent de facilité et de force ; cet enfant sera bientôt lymphatique et rachitique ; sa croissance s'arrêtera et restera longtemps retardée, car cet embonpoint vient d'un excès de graisse et prouve une assimilation défectueuse des aliments. Ce *beau Bébé*, n'est qu'un *Bébé obèse*.

Les enfants ont les plus grandes dispositions à devenir obèses, puisque leur existence se résume à *manger* et *dormir* ; il suffit de les *suralimenter* pour qu'ils grossissent à vue d'œil, mais au détriment de leur santé.

Il y a là un danger qui méritait d'être signalé. Le tableau suivant renseignera les jeunes mères mieux que ne le pourrait faire la plus longue description.

TABLEAU

indiquant l'augmentation de poids d'un enfant pendant sa première année.

AGE	OBSERVATIONS DE MM. LES DOCTEURS							MOYENNE	
	SUTILS	BOUCHAUD	ODIER	BODWITCH	ALBRECHT	Fleischmann	BIEDERT	Par jour	Par mois
à	*Grammes*	*Grammes*	*Grammes*	*Grammes*	*Grammes*	*Grammes*	*Grammes*	*Grammes*	*Grammes*
1 mois	750	750	750	1.050	900	1.050	840	29	870
2 »	700	700	750	960	870	960	1.170	29.09	872.70
3 »	650	650	750	840	870	840	900	26.19	785.70
4 »	600	600	750	660	720	660	720	22.42	672.60
5 »	550	550	750	540	600	540	480	19.09	572.70
6 »	500	500	450	420	540	420	330	15.04	451.20
7 »	450	450	450	360	420	360	330	13.42	402.60
8 »	400	400	450	300	330	300	390	12.24	367.20
9 »	400	350	390	300	330	300	360	11.57	347.10
10 »	350	300	300	270	270	270	150	9.09	272.70
11 »	350	250	300	240	240	240	150	8.42	252.60
12 »	300	200	300	180	210	180	90	6.95	208.50

Augmentation moyenne pendant la première année : 6 k. 075

Poids moyen d'un enfant à un an : 9 kilog.

J'ai moi-même noté les observations que j'ai faites sur ma fillette dès sa venue au monde.

Son poids était relativement faible, puisqu'il n'était que de 2 kilog. 800. Mais, grâce aux soins dont nous l'avons entourée, grâce aux préceptes hygiéniques que nous avons assidûment et strictement suivis, il nous fut possible, non seulement de lui faire gagner en poids ce qui lui manquait pour atteindre la moyenne initiale, mais encore de lui voir dépasser le chiffre de 9 kilog., poids moyen des enfants âgés d'un an.

Voici du reste, la liste des résultats des pesées effectuées pendant la première année.

1er mois.	— Augmentation	de poids	de	980	grammes
2e	»	»	»	990	»
3e	»	»	»	850	»
4e	»	»	»	730	»
5e	»	»	»	670	»
6e	»	»	»	530	»
7e	»	»	»	450	»
8e	»	»	»	420	»
9e	»	»	»	380	»
10e	»	»	»	350	»
11e	»	»	»	310	»
12e	»	»	»	280	»

Ces gains successifs, ajoutés au poids de 2 kilog. 800, marqué lors de la naissance de ma fille, donnent le chiffre de 9 kilog. 740, noté à la dernière pesée du douzième mois.

Une remarque au sujet de l'alimentation artificielle : le lait stérilisé, désinfecté par l'ébullition, est supporté sans danger par l'estomac de l'enfant, aussi a-t-on une tendance à lui en donner une quantité plus grande qu'il n'est nécessaire. C'est un tort, car, ce lait étant plus gras que le lait de femme, on risque de suralimenter le bébé.

Les observations faites par M. le Dr Sutils sur des enfants pendant leur deuxième année d'existence sont résumées dans le tableau suivant :

AUGMENTATION DE POIDS PENDANT LA DEUXIÈME ANNÉE.

AGE	AUGMENTATION DE POIDS PAR MOIS	POIDS TOTAL (EN PRENANT 3 KIL. COMME POIDS INITIAL)
12 mois		9 kil.
13 »	300 grammes	9.300
14 »	250 »	9.550
15 »	250 »	9.800
16 »	250 »	10.050
17 »	250 »	10.300
18 »	200 »	10.500
19 »	200 »	10.700
20 »	200 »	10.900
21 »	200 »	11.100
22 »	150 »	11.250
23 »	150 »	11.400
24 »	150 »	11.550

Ce n'est là qu'une moyenne, ces tableaux ne donnant que les résultats d'un certain nombre d'expériences. Les mères n'ont pas à s'inquiéter si leurs enfants gagnent moins qu'il n'est indiqué par ces chiffres, l'essentiel est qu'ils augmentent de poids, c'est un signe certain qu'ils sont dans d'excellentes conditions de santé.

Il existe un grand nombre de pèse-bébés ; j'en reproduis deux, empruntés à l'ouvrage de M. le Dr Bouchut.

Les pèse-bébés ne sont pas, en général, d'un prix assez élevé pour que l'achat en soit trop onéreux. Cependant, si on croit devoir s'en passer, rien n'empêche de suivre quand même le développement de l'enfant. Il suffit de se servir d'une balance Roberval, sur un des plateaux de laquelle on dépose une boîte faisant l'office de Berceau-Moïse et contenant

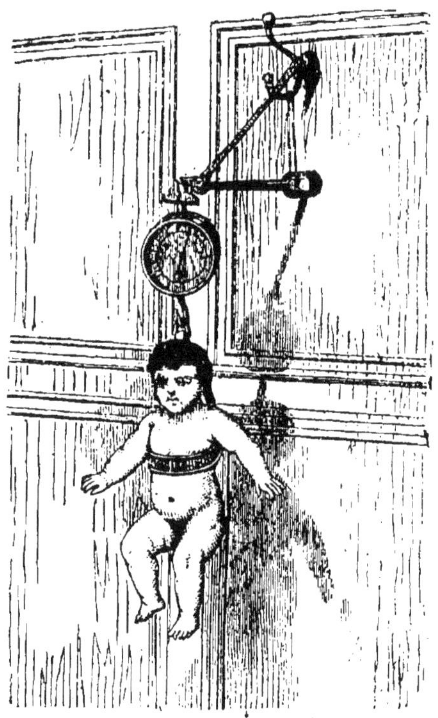

Pèse-bébé du Dr Bouchut.

l'enfant habillé. Du poids obtenu, il n'y a qu'à défalquer le poids du berceau et des habits. La mère peut faire cette opération une fois par semaine chez un de ses fournisseurs, qui lui rendra volontiers ce service.

*
* *

Quelques recommandations importantes en terminant.

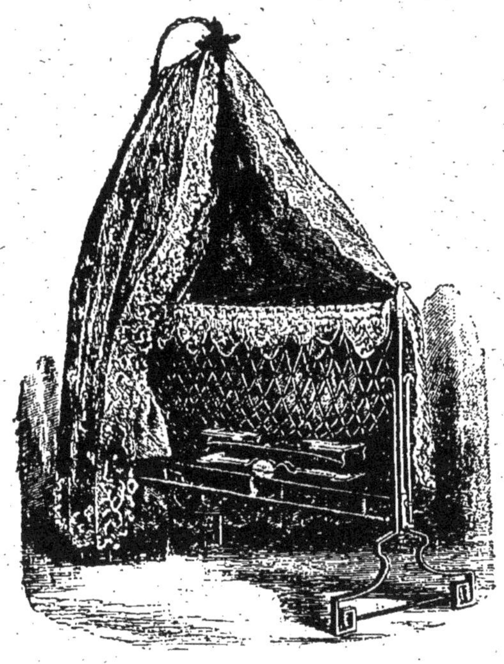

Berceau pèse-bébé

La maman s'abstiendra d'allaiter son enfant immédiatement après une course, une fatigue, une contrariété, voire même une émotion, toutes choses qu'elle devra d'ailleurs s'efforcer d'éviter, ainsi que les travaux trop assidus et les distractions énervantes. Ses aliments seront ceux de la famille, de bonne qualité, et suffisamment substantiels pour compenser les fatigues de l'allaitement. Les purées de lentilles, de pois, de haricots paraîtront souvent à sa table; la bière sera adoptée de préférence à tout autre liquide, car elle active la sécrétion des glandes mammaires; le vin sans eau, l'alcool et le café en excès sont nuisibles.

Il est certains médicaments dont la mère ou la nourrice ne doit pas faire usage, car leurs principes passent dans le lait, et leur effet est ressenti par le nourrisson auquel elle donne le sein. Tels sont l'opium, la morphine, l'atropine, la jusquiame, la colchique, le chloral, l'arsenic, les sels de plomb, la cocaïne. Cette dernière a la même influence que le camphre : elle diminue la sécrétion lactée. La quinine peut être prise sans inconvénients, mais à la condition d'être absorbée *pendant le repas.*

Enfin, je ne saurais trop faire ressortir l'heureuse influence d'un état moral satisfaisant. Une franche gaieté, exempte de tout souci, est le meilleur aliment moral profitable à la santé de la mère et, par suite, à celle de l'enfant. Car, après les précautions d'hygiène que je viens d'indiquer, cette dernière condition est la plus efficace ; c'est elle, elle seule presque toujours, qui rend légitime la traditionnelle formule : *La mère et l'enfant se portent bien.*

LE QUINQUINA

Vers le milieu du XVIIe siècle, la vice-royauté du Pérou était exercée, au nom de Philippe IV d'Espagne, par le comte *del Cinchon*. Le climat, très insalubre, rendait dangereux aux Européens le séjour dans cette partie de l'Amérique du Sud; la jeune vice-reine fut gravement atteinte d'une fièvre intermittente que tous les soins empressés des médecins étaient impuissants à enrayer. En désespoir de cause, et sur les conseils d'une femme indigène dévouée à sa maîtresse, on fit prendre à la malade une poudre faite de l'écorce pilée d'un arbre très commun dans la province de Loxa, le *Kina-Kina*. La comtesse fut sauvée. Elle ne manqua pas, lors de son retour en Europe, en 1648, de se munir d'une grande provision de cette écorce qu'elle distribua généreusement à ses amis, d'où le nom de *poudre de la comtesse*. L'année suivante, des Jésuites venus de Lima la répandirent en Italie après en avoir fait hommage au cardinal Lugo, de là deux autres appellations, *poudre des Jésuites* et *poudre cardinale*.

La vogue obtenue en Europe par le quinquina fut à ce point extraordinaire, que bientôt les écorces manquèrent au Pérou, d'où il n'arriva plus que des spécimens de mauvaise qualité ; aussi, le quinquina tomba en discrédit ; des persécutions furent même exercées contre les médecins qui continuaient à l'ordonner. La *poudre de la comtesse* dut au célèbre docteur anglais Sydenham de regagner la faveur des..... malades. Son prix était très élevé, puisque, si l'on en croit Mme de Sévigné, une dose du précieux médicament se payait jusqu'à quatre cents pistoles. En 1679, Louis XIV acheta pour quarante-huit mille livres, à l'empirique Talbot, le secret de la préparation du quinquina et en fit, treize années plus tard, la remise au public.

L'arbre qui fournit cette écorce salutaire n'est connu en Europe que depuis 1758, grâce aux renseignements recueillis, au cours d'une mission scientifique au Pérou, par le savant La Condamine.

*
* *

Les quinquinas sont de la famille des Rubiacées, dont ils constituent le genre des Cinchonas. Ils croissent spontanément dans l'Amérique du Sud, sur la partie de la chaîne des Andes qui sépare le Pérou de la Bolivie et du Brésil, à des altitudes de deux mille et même trois mille mètres. Ils atteignent une hauteur de quatre à cinq mètres ; leurs branches sont ornées de feuilles gracieuses, toujours vertes, ovales ou lancéolées ; les fleurs régulières et hermaphrodites, de parfum suave, ont une belle coloration blanche, rose ou pourpre ; elles sont disposées en panicules terminales. Aux fleurs succèdent les fruits, en forme de capsules ovoïdes ; ils s'ouvrent au moment de la maturité et laissent échapper les semences ailées qu'ils renferment et qui s'envolent au souffle du vent comme de légers papillons azurés.

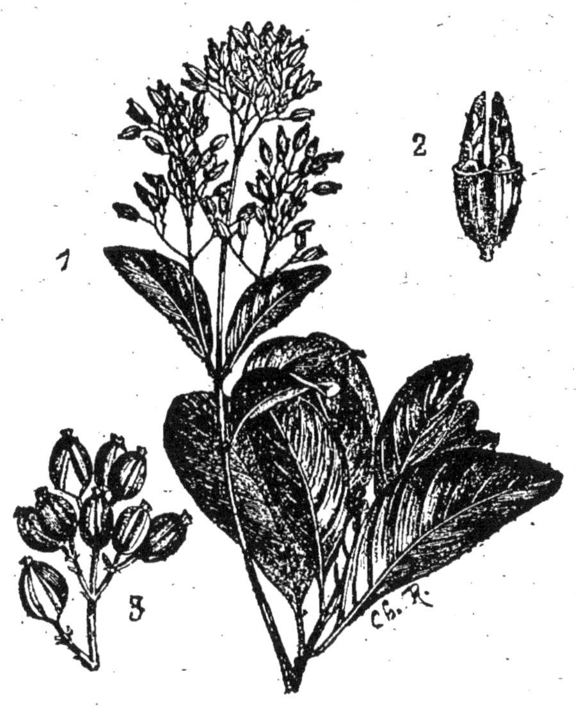

Quinquina gris.
1. Tige, feuilles et fleurs. — 2. Fruit ouvert. — 3. Panicule terminale.

Ces beaux arbres sont l'objet d'une destruction cruelle de la part des *cascarilleros* qui, pour s'emparer de la bienfaisante écorce, n'hésitent pas à les abattre à coups de hache. On ne peut que féliciter les Anglais et les Hollandais d'avoir cherché, avec succès d'ailleurs, à acclimater les Cinchonas dans leurs colonies respectives. Nous avons été moins heureux en Algérie.

Les variétés de quinquinas sont nombreuses ; trois espèces sont particulièrement utilisées : les quinquinas rouges, les jaunes ou Calisaya, les gris ou de Loxa ou de Huanuco. Les premiers sont de deux catégories bien distinctes, suivant que l'écorce a ou n'a pas de petites proéminences ; toutes deux, du reste, sont riches en quinine. Les Calisayas sont également de deux sortes : à écorce plate ou à écorce roulée. Leur couleur est jaune foncée ou brunâtre, leur saveur très amère. Les gris sont un mélange de quelques espèces particulières aux environs des localités de Loxa et de Huanuco. Leur écorce est formée de petits tubes qui atteignent deux centimètres de diamètre et elle est souvent recouverte de lichens qui en cachent la surface lustrée, d'un gris argenté aux reflets bleuâtres ; l'intérieur a une teinte jaune d'ocre. Le Loxa est le plus estimé des quinquinas gris ; son écorce est complètement convolutée et résineuse, d'une saveur astringente plutôt qu'amère ; elle est très riche en alcaloïdes.

Toutes les variétés de Cinchonas renferment les mêmes principes : la cinchonine, la quinine, dont je dirai un mot plus loin, des alcaloïdes, des corps gras, de la gomme, de l'amidon et une matière colorante. La proportion de ces diverses substances varie suivant les espèces.

La poudre de quinquina est moins employée depuis la préparation du sulfate de quinine, cependant elle n'en reste pas moins le remède indiqué pour combattre les fièvres et surtout l'anémie. C'est le plus reconstituant des toniques et nul remède ne convient

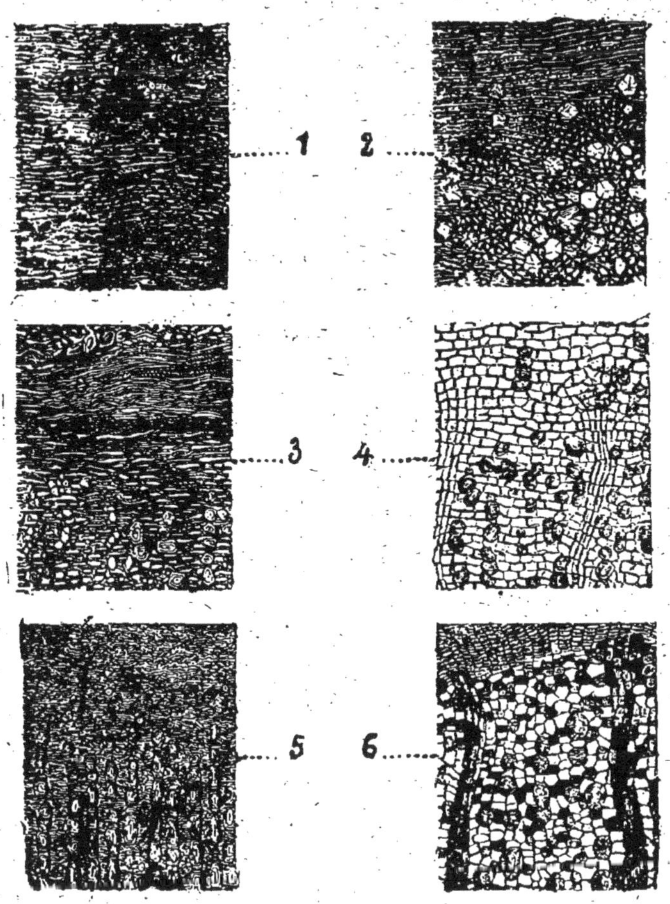

Ecorces du quinquina.
1. Q. gris Huanuco. — 2. Q. gris de Loxa. — 3. Q. gris Huamalies. — 4. Q. rouge verruqueux. — 5. Q. Calisaya roulé. — 6. Q. Calisaya plat.

mieux qu'elle dans les cas de chlorose, de scrofule, de scorbut, ou pour donner des forces, soit aux convalescents affaiblis par une longue maladie, soit aux enfants fatigués par la croissance ou les études.

La poudre de quinquina se prépare en infusion, comme fébrifuge, et en macération comme tonique. Dans ce dernier cas, elle est associée aux vins blancs et acides, de préférence aux vins rouges, surtout à ceux qui sont très chargés, car ces derniers ont l'inconvénient de précipiter une partie de la quinine. Le vin de quinquina ordinaire est ainsi composé :

Calisaya	50	grammes.
Alcool à 60°	100	»
Vin	1000	»

L'écorce concassée, recouverte d'alcool, est laissée pendant vingt-quatre heures dans un vase clos ; le vin est ensuite ajouté. La macération est complète au bout d'une dizaine de jours, si l'on a pris soin d'agiter de temps en temps le mélange.

Voici une autre préparation donnée par M. Bouchardat :

Calisaya	125	grammes.
Ecorce d'angusture vraie	15	»
Alcool	250	»
Vin blanc acide	1000	»

Ce vin est tonique à la dose de 20 à 30 grammes, et fébrifuge à celle de 50 à 100 grammes.

Est-il besoin d'ajouter que les doses prises ne doivent pas être exagérées ? Non, puisque tout excès nuit. L'absorption du quinquina en trop grande quantité peut produire de l'entérite, et troubler le système nerveux, en provoquant l'hébétude, l'amaurose et la surdité. Il est bon de rappeler que le quinquina, comme le fer et les autres fortifiants, quand il en est fait un usage prolongé, amène la constipation, on devra donc ajouter les laxatifs au traitement.

De même que les enfants sont toujours tentés de briser leur polichinelle « pour voir ce qu'il y a dedans », les chimistes, eux, ne sauraient voir un

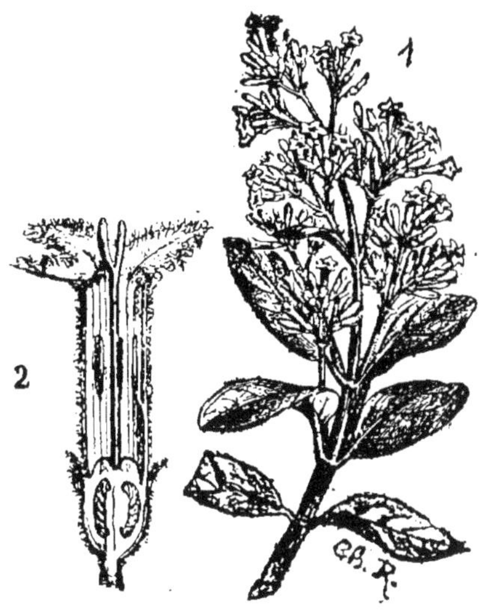

Quinquina.
1. Tige, feuilles et fleurs. — 2. Coupe verticale d'une fleur.

corps nouveau sans aussitôt le soumettre au traitement de l'eau et du feu pour connaître les substances qui le composent. C'est ce qui est arrivé pour l'écorce du Cinchona, et en 1820, MM. Pelletier et Caventou, tirèrent des quinquinas gris et rouges la cinchonine; et des quinquinas jaunes, la quinine, qui est devenue un médicament si répandu.

La quinine est un alcaloïde blanc, pulvérulent, d'un goût amer. Combinée avec l'acide sulfurique, elle forme le sulfate de quinine et c'est sous cette forme qu'elle est en usage dans la thérapeutique.

L'effet de la quinine est de ralentir la circulation du sang et d'abaisser la température ; elle est ordonnée avec succès dans les fièvres intermittentes, dans certaines névroses, contre les rhumatismes articulaires et la goutte.

Son amertume la fait accepter difficilement par certaines malades ; on obvie à cet inconvénient en délayant le sulfate de quinine dans un peu de café froid sucré. Si le médicament est pris sous la forme solide, dans du pain azyme, par exemple, il est bon de boire immédiatement après un verre d'eau sucrée, sans cette précaution le médicament pourrait rester longtemps dans l'estomac sans se dissoudre et par conséquent, sans agir.

La dose prescrite varie ordinairement de quelques centigrammes à quelques grammes. Lorsqu'elle est trop élevée, il se produit une succession de symptômes désignés sous le nom caractéristique d'*ivresse quinique* : bourdonnement d'oreilles, surdité momentanée, obscurcissement de la vue et vertiges.

LES CRÈCHES

Les soins continus que demande la première enfance sont, en général, donnés dans les classes aisées, c'est-à-dire dans les familles où le mari gagne assez pour subvenir seul aux besoins de toute la maison; mais on ne peut en dire autant des ménages d'ouvriers, si nombreux, où la femme est obligée de travailler au dehors pour gagner sa part du pain quotidien. Dans ces familles, l'enfant est forcément un peu comme un *abandonné*, et que d'accidents peuvent résulter de cet abandon répété tous les jours! Des esprits charitables s'occupèrent, dès 1844, à organiser des asiles spéciaux, sous le nom de *Crèches*, pour les enfants du premier âge, dont les parents doivent, à cause de leur travail, s'absenter toute la journée. On voulait ainsi, d'une part, protéger l'enfant contre tous les accidents qui peuvent lui survenir lorsqu'il n'est pas surveillé, et d'autre part, faciliter à la mère la liberté qui lui est nécessaire pour faire face aux exigences de son travail. L'idée suivit son cours, mais assez lentement, puisque ces institutions de bienfaisance n'obtinrent un règlement spécial du Ministre de l'Intérieur que le 30 juin 1862.

Les crèches acceptent les enfants peu après leur naissance, et les gardent jusqu'à ce qu'ils puissent aller aux écoles maternelles. Elles sont exclusivement tenues par des femmes, et l'Administration n'en autorise l'ouverture qu'après s'être assurée qu'elles sont établies dans les meilleures conditions prescrites de salubrité.

On n'y admet que les enfants bien portants et vaccinés. Un médecin vient les visiter chaque jour et veille à ce que tout l'établissement soit très propre et bien aéré. En été, les enfants profitent directement du grand air dans un promenoir à ciel découvert, sur une terrasse ou dans un jardin, selon la disposition des lieux.

Paris et toutes les grandes villes industrielles possèdent maintenant des crèches dans les quartiers ouvriers. Les heures d'entrée et de sortie sont combinées de façon à concorder avec celles des ateliers du voisinage. Généralement, une rétribution quotidienne est exigée. Elle est de vingt centimes à Paris, de dix centimes, ou même de cinq centimes, dans les départements; elle ne couvre certainement pas les frais. Les subventions des villes et les dons privés forment les principales ressources de ces établissements.

Cet état de choses, tous les gens sensés voudraient le voir changé. Pourquoi les crèches n'émargent-elles pas directement au budget national, comme les écoles de tous ordres?

*
* *

Le résultat le plus marquant de la création des

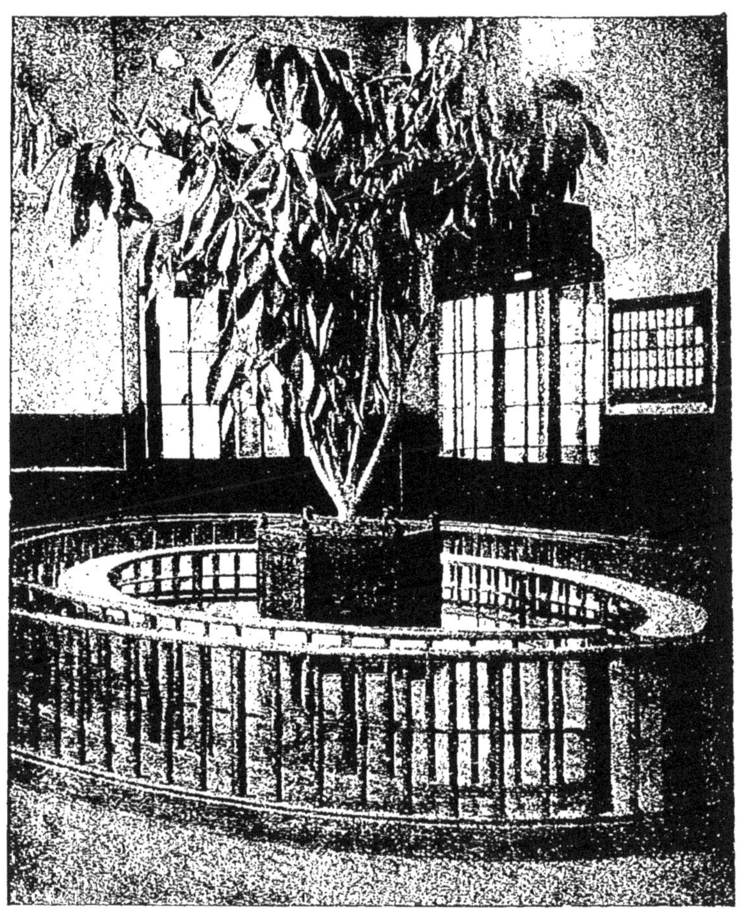

UNE CRÈCHE MODÈLE

LA CRÈCHE DE RETHEL. — Le Promenoir.

crèches est la diminution de la mortalité infantile. Il est facile de se l'expliquer, en comparant le dénûment dans lequel vivent les pauvres bébés abandonnés sans soins, pendant une longue journée, dans des logements froids et privés d'air, au confortable qui leur est offert dans ces asiles, installés d'après les indications de praticiens compétents, et surveillés par des personnes dévouées.

Les avantages en sont si visibles qu'à l'étranger, on s'est empressé de nous imiter : en Belgique, en Angleterre principalement, où des progrès furent assez rapidement réalisés. Les Congrès internationaux d'hygiène ont pris en mains cette cause importante; ils considèrent les crèches comme un des moyens les plus propres à assurer l'amélioration du peuple, parce qu'elles donnent aux enfants, dès leur jeune âge, des habitudes de propreté et de régularité, et éveillent en leur esprit l'idée du Bien. De plus, elles sont un appui moral pour les malheureuses abandonnées à qui l'on accorde l'admission de leurs nourrissons, lorsque, par une bonne conduite, elles se montrent dignes de cette faveur. C'est un encouragement au rachat des fautes, à la réhabilitation, un bel exemple de ce que peuvent faire la solidarité humaine et la large générosité d'une charité bien comprise.

Je ne saurais faire mieux que de décrire à mes lecteurs, pour achever cette causerie, la crèche de Rethel, qui compte parmi les établissements modèles de ce genre et que je suis allé visiter avec un ami.

Rethel, coquette sous-préfecture du département

des Ardennes, doit sa crèche à la générosité de deux bienfaiteurs, M. et Mme Noiret, qui l'ont fondée en mémoire de leur fils. La « Fondation Hippolyte Noiret » est une vaste et élégante construction précédée d'un joli jardinet. Une déception nous attend : la nécessité où nous avons été de nous déplacer un jour de fête, fait qu'il ne nous sera pas permis de jouir du gracieux spectacle des quatre-vingts bébés réunis sous la surveillance de l'aimable supérieure et des six religieuses mises sous ses ordres.

On nous montre d'abord une salle, où, à leur arrivée, les bébés sont habillés avec les vêtements de l'établissement : les petites filles en rose et les petits garçons en bleu. Pour tout, cette différence de couleur établit entre eux une distinction : fiches au tableau de présence, literie, etc. Après un coup d'œil à la lingerie, nous arrivons à une vaste salle, très haute et largement éclairée. Elle sert à deux usages : c'est un promenoir ovale très pratique, avec de petites chaises, et c'est le réfectoire des grands. Sur le côté, nous voyons une salle de bains très bien aménagée, puis des lavabos où chaque bébé a son éponge et sa serviette.

Nous passons ensuite au dortoir, grande pièce rectangulaire où se développe, de chaque côté, une ligne de berceaux. Quel spectacle riant que celui de ces lits bleus et roses ! Tout cela si frais, si propre, si gai ! Au fond, des armoires vitrées contiennent, soigneusement rangée, toute la lingerie. Au moment de sortir, nous apercevons une immense boîte à musique fort appréciée des mignons pensionnaires, paraît-il.

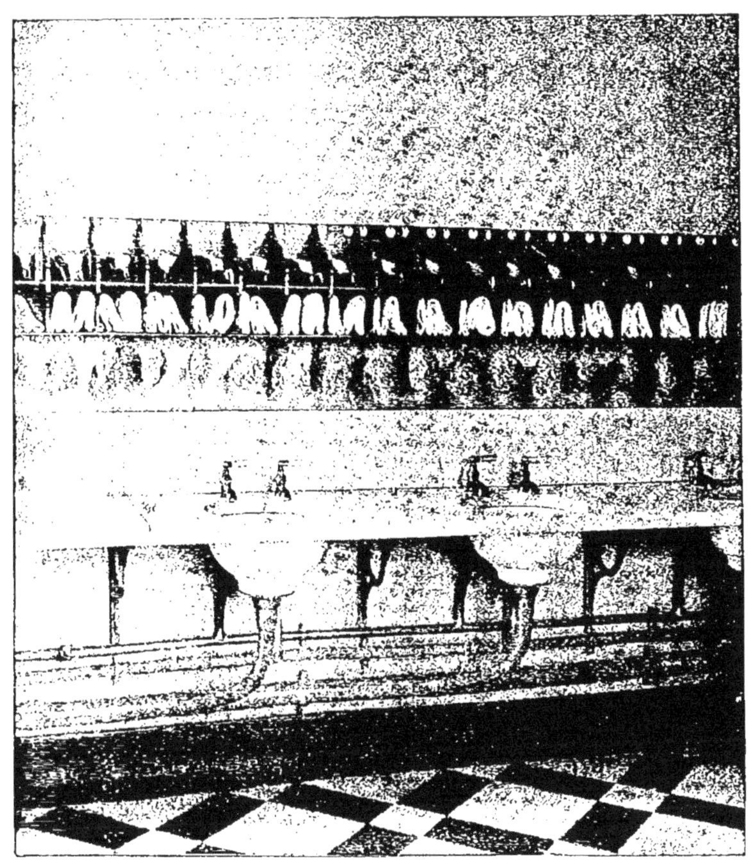

UNE CRÈCHE MODÈLE

La crèche de Rethel. — Le Lavabo.

Un calorifère à eau chaude entretient partout une température égale de 15 à 17°. Des trappes verticales, dissimulées dans les murs de chaque pièce, permettent de faire descendre immédiatement le linge sale au sous-sol.

Un docteur vient chaque jour visiter la turbulente population. « Il faut voir, nous dit l'active sœur supérieure, avec quels sourires heureux et quelles caresses, petits et grands l'accueillent ! » Le docteur prescrit l'alimentation et les soins à apporter à chacun. On sait que l'augmentation de poids donne une indication d'une réelle valeur sur la santé des bébés, aussi les grands sont-ils pesés chaque mois et les petits chaque semaine.

Derrière le dortoir se trouve un grand jardin ; des arbres touffus abritent du soleil une magnifique pelouse, où les enfants s'ébattent tout l'été.

La cuisine est bien installée. Pour stériliser le lait, on met dans une grande marmite des flacons spéciaux auxquels il n'y a plus, après la cuisson du liquide, qu'à ajouter la tétine pour les donner aux bébés. On avait essayé de stériliser le laît dans de grands flacons, d'où on le transvasait dans les biberons; on s'est vite aperçu que le procédé était défectueux et que l'on perdait tout le bénéfice de la stérilisation.

Avant de quitter cet établissement, nous prenons connaissance du règlement.

Les enfants sont admis gratuitement; ils doivent avoir plus d'un mois et moins de deux ans. La crèche s'ouvre le matin à six heures et se ferme le soir à sept heures. Les berceuses sont tenues à ne marquer aucune préférence pour les enfants confiés à leur garde, et elles doivent à tous les mêmes soins. Les mères qui allaitent leurs bébés sont invitées à venir dans ce but le plus régulièrement possible; lorsqu'elles sont obligées de garder à la maison leurs enfants malades, elles reçoivent gratuitement les médicaments. Aucun enfant ne passe la nuit à la crèche. Ces dispositions dénotent une philanthropie large et sincère, un souci évident de venir en aide à une classe de la société des plus dignes d'intérêt.

*
* *

Dans les crèches, les bébés sont laissés aux soins de personnes habiles, dévouées et éclairées, en un mot, aux soins de femmes qui *savent* élever les enfants. Il me semble qu'il serait facile de mettre à profit leur science, en envoyant les grandes élèves des cours supérieurs, ou des écoles professionnelles, passer près d'elles quelques heures par semaine. Toute femme a l'instinct maternel sans doute, mais il ne viendra à l'esprit de personne de croire que toute femme est, d'inctinct, *habile* mère de famille; il est souvent constaté, en effet, que c'est par inexpérience et par manque des connaissances nécessaires, que tant de jeunes épouses confient d'abord leur premier enfant, puis les suivants, à des mains étrangères.

Ce fait ne justifie-t-il pas assez notre désir de voir les grandes jeunes filles de nos écoles aller, de temps à autre, visiter les crèches et s'attacher pour quelques heures aux pas de nourrices prudentes et instruites? En les regardant faire, elles apprendraient à élever les enfants qu'elles auront, bientôt peut-être.

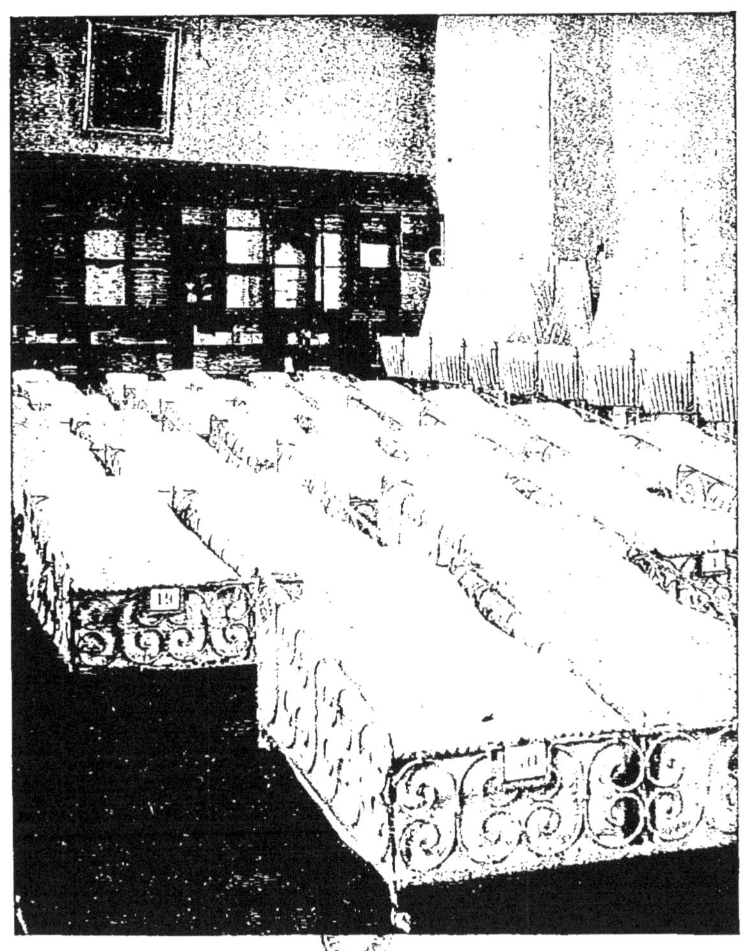

UNE CRÈCHE MODÈLE

LA CRÈCHE DE RETHEL. — Le Dortoir.

Ce desideratum formulé, il ne me reste plus à souhaiter qu'une chose : c'est que de généreuses initiatives augmentent sans cesse le nombre de ces institutions, qui sont un des plus beaux titres dont puisse s'enorgueillir la charité française.

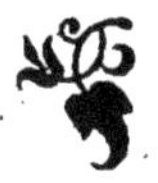

LE SEVRAGE DU BÉBÉ

Le cher petit être, que nous avons vu si frêle lors de sa naissance, a puisé dans le lait maternel la santé et la force ; il s'est développé, et le lait seul ne saurait plus satisfaire son appétit maintenant exigeant : c'est l'heure de le sevrer.

Les spécialistes sont tous d'accord pour conseiller le sevrage vers le dix-huitième mois, à l'époque où les dents canines et les molaires ont percé.

Si, cependant, quelque impérieux motif — une faiblesse persistante, le manque de lait, — oblige la mère à cesser trop tôt de donner le sein, il est préférable qu'elle ait recours à l'allaitement artificiel (lait stérilisé) et non au sevrage prématuré qui est un véritable danger pour les pauvres petits êtres, puisque, l'expérience le démontre, il contribue à la mortalité infantile dans la proportion de 80 0/0.

Le sevrage trop retardé est également nuisible à l'enfant qui, insuffisamment nourri, est exposé à devenir anémique ou lymphatique, et souvent même rachitique.

Le printemps et l'hiver sont les meilleures saisons à choisir pour commencer le sevrage ; en été, les fortes chaleurs peuvent occasionner des affections intestinales fort dangereuses. En tous cas, le sevrage doit être ajourné si le bébé n'est pas bien portant.

Le sevrage est brusque ou graduel ; ce dernier est le plus généralement adopté et le plus rationnel. En effet, l'estomac de l'enfant demande à être ménagé, et doit s'accoutumer peu à peu aux aliments nouveaux.

On procède au sevrage graduel en supprimant une tétée sur deux et en donnant au nourrisson, en petites quantités, de la bouillie de farine ou de semouline, des œufs frais et cuits à la coque, des pommes de terre. Point de viande, tout au moins jusqu'à l'apparition des deuxièmes molaires inférieures, c'est-à-dire jusque vers le vingt-sixième mois. A partir de cette époque même, la viande n'est pas nécessaire à la santé ; bien plus, elle cause souvent des troubles digestifs à l'enfant qui mastique mal les aliments et qui, pour avoir plus tôt terminé son repas et courir au jeu, met, suivant l'expression si caractéristique « les bouchées doubles », et c'est ainsi qu'est imposé à son estomac, encore délicat, un travail que les dents auraient dû accomplir.

Le vice de nutrition, autrement dit la privation d'un régime alimentaire approprié à l'âge, se révèle par un aspect souffreteux, un corps maigre, aux côtes et aux os saillants, par un ventre relativement gros : ce sont les signes de l'athrepsie. Dans ce cas, quelques docteurs recommandent de faire prendre au sujet de la viande crue hachée et roulée dans du sucre ; selon moi, il y a dans cette prescription un manque de logique dû à la routine ; en effet, l'appareil digestif, malade, supportera plus difficilement encore une nourriture que, sain, il n'admet qu'avec peine. Il faut donc s'en tenir à l'allaitement maternel comme traitement, et pour le compléter, au grand air et à la lumière, car il est remarquable que les enfants élevés aux champs, et bien que leur nutrition soit presque toujours défectueuse, ont une mine superbe et une bonne santé.

La nourriture légère qui forme la base de l'alimentation au début du sevrage, devient bientôt insuffisante. Bébé est maintenant un petit homme, ses forces ont augmenté ; son caractère aussi a changé, son cerveau travaille et, sous son impulsion, Bébé s'agite sur sa chaise ou dans son berceau, il s'ennuie d'être ainsi prisonnier : il veut marcher.

Je me permets ici une courte digression que l'on me pardonnera, j'en suis sûr, en faveur de l'intention : celle de détruire chez les parents un préjugé dangereux.

Beaucoup de parents s'imaginent qu'il est important que l'enfant marche de bonne heure et ils l'y obligent avant que ses petites jambes soient assez solides pour le porter. C'est là un amour-propre maladroit ; la marche imposée trop tôt rend les jambes torses, ou bien occasionne des déviations de la colonne vertébrale.

L'enfant bien conformé et bien portant marchera dès qu'il se sentira la force de le faire. On peut cependant, sans l'y contraindre, lui en suggérer l'idée ; il suffit, pour cela, de le mettre fréquemment à terre, sur des tapis naturellement. Ainsi libre, à quels joyeux ébats ne se livre-t-il pas ? Il rampe, se dresse et remue les bras comme s'il essayait ses ailes avant de s'envoler ; il roule, tantôt nageant sur le ventre, tantôt gigotant sur le dos, comme une tortue qui ne peut retrouver son aplomb ; il se relève, fait un pas, chancelle et tombe... dans les bras de la maman ou de la nourrice qui devront toujours assister à ces jeux. Le cher mignon ne peut être laissé seul, car, si, dans ses chutes, il n'est point à craindre que les os se cassent, entourés comme ils le sont à cet âge d'un épais bourrelet de chair, il risque, en tombant, de se faire des plaies qui, souvent, laissent à jamais des cicatrices sur le visage. Une chose encore à éviter : l'abus de la position assise, attitude mauvaise, puisque les muscles ne sont pas encore assez forts pour maintenir le corps d'aplomb sur les hanches et la tête droite sur les épaules.

Cela dit, revenons à nos moutons.

L'enfant se fatigue un peu plus au fur et à mesure qu'il grandit, il a donc besoin d'une nourriture toujours plus substantielle et surtout plus abondante, et l'on peut, sans crainte, augmenter sa portion de farineux, de légumes et de pain. Comme boisson, la meilleure, après le *lait, dont l'usage ne sera pas interrompu pendant toute la durée du sevrage,* la meilleure est l'eau filtrée, bue pure ou très légèrement sucrée. Le vin, le café, même en petites quantités, excitent les nerfs de l'enfant et troublent son sommeil.

Telles sont, d'une manière générale, les précautions avec lesquelles doit être conduit le sevrage, — progressif, mais de courte durée, — du bébé, si l'on veut qu'il se porte bien et qu'il présente les belles apparences d'une bonne santé : yeux vifs, visage rosé, chair fraîche et dure au toucher.

LA PREMIÈRE DENTITION

Pour les mères, toujours sujettes à tant d'alarmes, la dentition est une cause d'effroi ; elles lui attribuent volontiers tous les maux qui, à cette période, affectent leurs chers bébés.

Cette conviction est celle de nombre de docteurs renommés : Trousseau, Bouchut, Guersant, Fonssagrives, Barthez. Il est vrai que d'autres médecins, et non moins autorisés : Magitot, Galippe, Lévêque, Comby, Séjournet soutiennent que l'évolution des dents n'est la cause d'aucun de ces troubles.

Quoi qu'il en soit, cette croyance remonte loin dans l'histoire de la médecine. Plus de quatre siècles avant notre ère, le médecin de Cos assurait que l'éruption des dents amenait presque fatalement des maladies graves. La théorie d'Hippocrate prévalut jusqu'à la fin du XVIIIe siècle. A cette époque, en 1800, elle fut attaquée par Wichmann. Selon ce médecin, seule, l'impossibilité de découvrir la cause véritable des perturbations constatées lors de la sortie des dents, les fait imputer à la dentition. Même affirmation de la part des docteurs Serres, Brefeld, Palitzer, Fleischmann et de beaucoup d'autres contemporains, cités plus haut, qui ont étudié particulièrement cette question. Leur opinion me semble la plus rationnelle ; c'est aussi celle de l'Académie de Médecine, dont les membres réunis à ce sujet en 1892 et après une discussion approfondie, justifièrent la dentition des méfaits dont on la chargeait.

L'évolution dentaire est subie sans secousses violentes et sans accidents par les enfants normalement nourris et d'une bonne constitution. Mais tous les bébés n'ont pas une santé parfaite : ils sont si frêles et tant d'ennemis les guettent !

Dès leur naissance, en effet, ils sont exposés à des affections morbides qui leur sont propres, comme aussi à d'autres qui sont communes à tous les âges. Les maladies aiguës ou chroniques des organes du crâne, de la poitrine, de l'abdomen causent la mort de beaucoup d'entre eux, dans le cours de leur première ou de leur seconde année, et ces décès sont généralement imputés aux dents, ce qui est une erreur ; cependant, je conviens, avec le Dr Séjournet, que la dentition peut être une cause adjuvante et occasionnelle des accidents qui surviennent parfois et qui sont les effets d'un régime défectueux ; j'admets aussi que toute maladie a chance de trouver dans la dentition un auxiliaire disposé à la favoriser ou à la compliquer, si les principes d'hygiène buccale et générale ne sont pas minutieusement observés, si le sujet est soumis à un sevrage prématuré ou exposé soit à des excès, soit à des écarts alimentaires.

Des spécialistes, comme les docteurs Magitot et

Galippe, n'admettent que la *contemporanéité* de la dentition et de certaines manifestations morbides ; le Dr Comby déclare que quinze ans d'observations lui permettent d'affirmer que le rôle pathogénique de la première dentition est insignifiant et que celle-ci provoque tout au plus quelques stomatites et quelques flux diarrhéiques. Le Dr Cruet attribue le mal à une infection locale : comme, sous la poussée de la dent qui fait effort pour jaillir, la gencive s'amincit de plus en plus, les nombreux éléments infectieux de la bouche traverseraient la muqueuse et occasionneraient, entre cette dernière et le sommet de la dent, un petit abcès, suffisant pour engendrer des accidents locaux : inflammation et tension des gencives, douleurs, et des accidents généraux : fièvre, insomnie, énervement et même convulsions, si le sujet y est prédisposé. Là encore, la théorie sur l'infection microbienne, du grand Pasteur, trouverait son application et donnerait une explication raisonnable.

Il est incontestable que la percée des dents fatigue le bébé, suivant son plus ou moins de résistance. Il ne saurait en être autrement : pendant les trois années qui suivent la naissance, *cinquante-deux dents* sont alimentées *à la fois* par les gencives, et, de ces dents, vingt percent pendant les trente-six premiers mois : ce sont les *dents de lait* ou *temporaires*. Les trente-deux autres dents sont destinées à remplacer les temporaires (d'où leur nom de *permanentes)*, et ne sont toutes sorties que vers la dix-huitième année. Ainsi, la seconde dentition demande, pour s'effectuer, un espace de temps cinq fois plus grand que la première.

Bien avant la naissance, vers le sixième mois de la conception, les traces des vingt dents de lait se remarquent déjà sous la forme de sortes de sacs, nommés follicules dentaires. Ces follicules sont faits d'une double membrane et contiennent l'embryon ou le germe de la dent. Dès le troisième mois de la vie intra-utérine, il existe sur chaque mâchoire deux rangées de sacs dentaires, séparées l'une de l'autre par un intervalle assez grand ; l'une de ces rangées contient les *germes* ou *papilles* des dents temporaires et la seconde ceux des dents permanentes ; celles-ci, en se développant, occasionnent la résorption lente des temporaires qui devraient tomber d'elles-mêmes au fur et à mesure que leurs racines manquent. Toutes les dents, sauf les troisièmes molaires ou dents de sagesse, dont les follicules n'apparaissent que vers la troisième année, commencent à se former pendant la vie fœtale. Quand l'enfant arrive à terme, la matière organique renfermée dans le follicule dentaire s'est lentement transformée en *ivoire* ou *dentine*, en *émail* et en *cément*.

*
* *

Six ou sept mois après la naissance, les dents ont usé et aminci suffisamment les gencives pour pouvoir percer; elles sortent donc, mais non sans attirer vers le lieu d'éruption un afflux de sang, parfois considérable, et non sans déterminer une plus grande activité des nerfs du cerveau qui sont en communication avec les mâchoires : c'est là une source de fatigue pour l'enfant. Il peut s'y joindre une autre cause de faiblesse, due aux anomalies qui surviennent si souvent dans l'évolution des dents ; car, si ces dernières doivent sortir par groupes et ceux-ci successivement, il est possible que l'époque de l'apparition de ces groupes varie, comme aussi le nombre des dents qui les composent : de là des complications.

Je tiens à dire tout de suite que ces anomalies ne doivent pas inquiéter les mères outre mesure, car elles n'indiquent pas toujours un mauvais état de santé chez l'enfant.

La percée peut être précoce ou tardive. Dans l'un et l'autre cas, quelques troubles sont à craindre, soit parce que le sujet n'est pas assez fort pour supporter le travail physiologique de la dentition prématurée, soit, dans le cas de dentition tardive, parce que les dents apparaissent trop rapidement et en nombre trop grand à la fois.

Avant de parler de ces anomalies, il convient de connaître la marche que suit, le plus ordinairement, l'évolution des dents temporaires. L'ordre de succession des groupes ne peut être fixé avec une complète exactitude, car trop de circonstances le modifient : la constitution plus ou moins robuste du sujet, son état de santé, le genre d'alimentation auquel il est soumis, et aussi le caprice de la nature.

Les spécialistes les plus renommés donnent les moyennes suivantes, dans lesquelles on remarquera une différence très sensible dans la sortie des dents, suivant que l'enfant est nourri au sein ou élevé au biberon ; les premiers, plus vigoureux généralement, ont leurs quenottes un mois et même deux mois avant les seconds : indice certain de la supériorité de l'allaitement maternel.

Éruption des dents temporaires

NOMENCLATURE des GROUPES	APPARITION des FOLLICULES	ÉPOQUE DE L'ÉRUPTION, D'APRÈS MM. : Magitot	Tomes	Seigneur — ENFANTS — Élevés au sein	Élevés au biberon
2 Incisives centr. inférieures......	65e jour de la conception	7e mois	du 6e au 9e m.	8e mois	10e mois
— supérieures.....	70e »	10e »	du 9e	10e »	12e »
2 incisives latérales inférieures...	80e »	16e »		14e »	16e »
— supérieures..	85e »	20e »	au 12e	11e »	13e »
2 premières molaires inférieures..		24e »	mois	17e »	18e »
— supérieures.	du	26e »		16e »	18e »
2 Canines inférieures............	85e »	du 30e »	18e mois	20e »	22e »
— supérieures............	au	au 33e »		20e »	19e »
2 deuxièmes molaires inférieures..	100e »	28e »	24e mois	26e »	22e »
— supérieures.		30e »		24e »	26e »

Ce tableau ne présente peut-être pas assez clairement aux jeunes mères, l'ordre dans lequel la dentition temporaire s'effectue ; voici, pour elles, des indications volontairement moins précises, mais qui leur permettront de savoir facilement, par la connaissance des dents déjà sorties, celles qui vont se montrer.

Pour plus de simplicité, je diviserai le temps de l'évolution en périodes de trois mois.

Du 6e au 9e mois, apparaissent les deux incisives médianes inférieures, et, après celles-ci, le groupe correspondant supérieur.

Du 9e au 12e mois, percent les deux incisives latérales supérieures ; puis, le même groupe inférieur.

Du 12e au 15e mois, sortent les deux premières molaires supérieures et, un peu après, les deux premières molaires inférieures.

Du 15e au 18e mois, évoluent les quatre canines, appelées vulgairement dents de l'œil.

A ces seize dents de lait s'ajoutent, du 20e au 30e mois, les quatre dernières dents temporaires : les secondes molaires, deux par mâchoire.

Un certain intervalle de temps s'écoule, comme on le voit, avant l'apparition de ces dernières.

Lorsqu'il existe une différence de temps appréciable entre la sortie des dents et l'époque fixée pour leur éruption normale, il y a une anomalie.

Quelques enfants viennent au monde avec des dents, ou les ont avant l'époque généralement admise ; et d'autres, en plus grand nombre, n'ont leur bouche garnie de quenottes qu'après cette époque déterminée.

Virgile parle dans ses vers d'un garçon qui naquit ayant six dents. Annius Curius, le vainqueur de Pyrrhus, doit son surnom de *Dentatus* à cette même bizarrerie, qui a été, depuis, constatée chez certains personnages illustres : chez Richard III, Louis XIV et Napoléon Ier ; chez Mirabeau, Murat, Broca. Ce sont là des cas curieux et peu communs ; en dix ans, sur 17.758 enfants soignés à la Maternité, trois seulement présentaient cette particularité. Elle n'est cependant pas aussi rare que tendraient à le faire croire ces chiffres, — inexacts à coup sûr. J'ai, dans le cercle relativement restreint de mes relations, rencontré cette singularité un plus grand nombre de fois.

On a longtemps prétendu que l'existence de dents congénitales était le présage d'un caractère énergique, d'une carrière brillante. Si quelques sujets n'ont pas fait mentir cette prophétie, combien d'autres n'ont été que des gens ordinaires ! Du reste, à la Maternité, on a observé une précocité de dentition chez beaucoup d'enfants idiots ou arriérés.

Les dents congénitales sont, le plus souvent, petites, atrophiées et cariées, recouvertes d'une couche d'émail mince et décoloré, et assez faciles à extraire. Toutes, cependant, ne présentent pas ces caractères de dégénérescence : c'est ce que rapporte le Dr Joukowsky, de Saint-Pétersbourg, dans une intéressante communication faite à la Société de Médecine de cette ville. Son observation portait sur une petite fille née de parents robustes, et chez laquelle il remarqua la présence de deux dents congénitales, régulières de forme et de coloration, solides

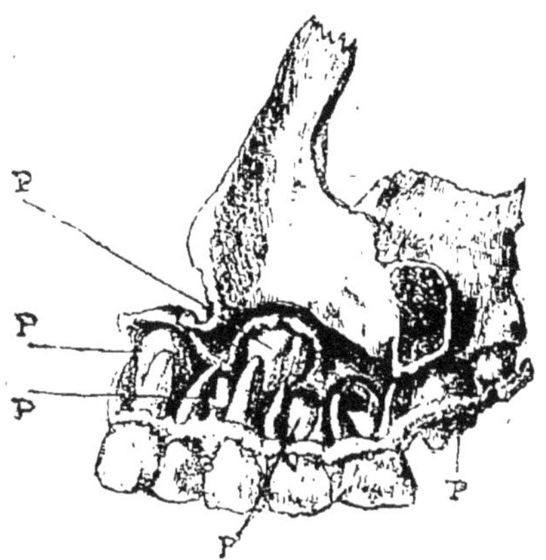

Mâchoire supérieure.

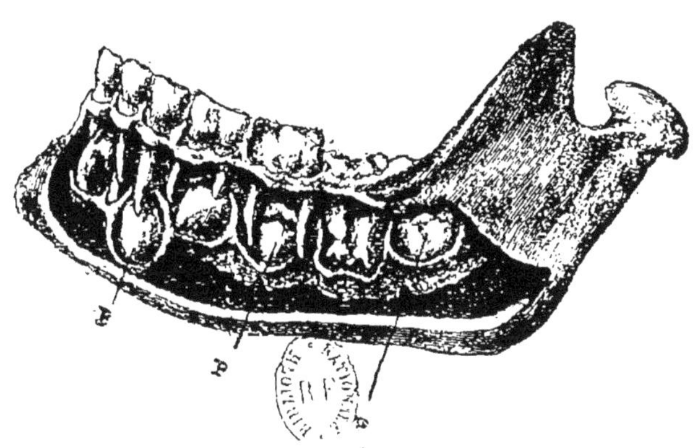

Mâchoire inférieure.

P. P. Dents permanentes destinées à remplacer les dents temporaires
Les dents de renouvellement sont enfermées dans les maxillaires.

et ayant tous les caractères des dents temporaires. Les gencives n'avaient aucune modification locale et l'état de santé général était parfait. Mais, trois ou quatre jours après la naissance, la langue du sujet présenta quelques légères ulcérations, et les gencives, au niveau des dents, offrirent une inflammation assez forte. Rapidement, ces symptômes s'aggravèrent, et, pour les faire cesser, le docteur Joukowsky dut extraire les deux dents congénitales. En définitive, il faut en arriver là, ce qui prouve que ces dents, loin d'être un avantage, sont un inconvénient, comme toute anomalie, du reste.

Plus fréquents sont les cas de dentition précoce ; les docteurs Tarnier, Magitot, Suppey, Seitz, Giraldes, entre autres, et beaucoup d'accoucheurs et de chirurgiens-dentistes, en ont rapporté de curieux exemples. Hénoch a souvent rencontré des enfants de deux ou trois mois dont les incisives avaient percé ; le docteur d'Outrepont cite un bébé chez lequel l'éruption des dents s'était effectuée une quinzaine de jours après la naissance. Les dents sorties si tôt peuvent être moins bien constituées que celles qui viennent normalement; elles se carient plus facilement, leur calcification étant moins avancée.

L'éruption prématurée se constate chez des enfants en parfait état de développement, comme aussi chez des enfants placés dans des conditions défavorables. Les spécialistes sont d'avis qu'elle ne présente point de danger pour le bébé, s'il est bien constitué et vigoureux, mais que, dans le cas contraire, il peut se produire, faute d'attention et de soins exceptionnels, une faiblesse de constitution aboutissant au rachitisme et à la tuberculose, ou bien des désordres consécutifs, comme l'ostéite et la nécrose.

Lorsque les dents évoluent tardivement, il est à supposer que l'état général de l'enfant est mauvais. Le retard s'explique, soit par l'insuffisance du développement des mâchoires, soit par des tares héréditaires ; enfin, il peut être la conséquence de certaines affections diathésiques : le rachitisme, la scrofule ; ou de certaines affections aiguës : la coqueluche, la bronchite ou la rougeole.

Il est même certains exemples de dentition incomplète. En voici un très frappant cité par le docteur-chirurgien-dentiste Goldenstein. Prié un jour d'examiner la bouche d'une fillette de sept ans et demi, il constata l'existence de six dents à la mâchoire supérieure et de deux à la mâchoire inférieure. Ayant, par hasard, revu cette enfant huit ans après, il ne remarqua aucune dent nouvelle.

*
* *

Pendant l'évolution des dents de lait, on observe un travail physiologique qui se fait au niveau des gencives. La dent use la muqueuse et la fend, alors les gencives enflammées se gonflent et se tendent. Tout cela a lieu fort souvent sans qu'aucune réaction violente se produise et sans que le bébé en souffre. Mais, les symptômes de l'irritation locale sont parfois assez importants ; des aphtes se forment alors sur la face interne des joues, sur la langue, et aux commissures des lèvres.

Ces légères ulcérations disparaissent facilement

devant l'emploi du chlorate de potasse ou du miel rosat.

Parfois aussi la bouche entière est enflammée et douloureuse ; l'enfant, difficile et grognon, a le sommeil agité. Une salivation abondante accompagne cette inflammation, et, jusqu'à un certain point, en atténue la violence par l'action bienfaisante qu'elle exerce sur les gencives dont elle assouplit et dilate le tissu. Quelques soins de propreté et l'éclatement de la gencive font cesser ces accidents.

A l'époque de la dentition, l'enfant manifeste le besoin d'appuyer son doigt sur les gencives, de mordre, de presser quelque objet dur contre le bord tranchant des mâchoires ; et l'on se prête à cette envie en lui mettant entre les mains un hochet en ivoire ou en os, ou mieux, un morceau de racine de guimauve, retenu au cou par un cordon qui passe dans un trou percé à l'une des extrémités : ce bâton de guimauve doit être renouvelé au moins chaque jour. A défaut de hochet ou de tout autre objet, l'enfant tête son doigt : c'est là une habitude mauvaise, car cette succion continuelle fatigue considérablement la poitrine et peut avoir comme conséquence le *prognathisme* ou déformation du visage. Si le petit être suce son pouce, la mâchoire supérieure avance exagérément ; si c'est un autre doigt qu'il met constamment dans la bouche, c'est le prognathisme de la mâchoire inférieure qui est à craindre, celui qui est désigné vulgairement sous le nom de *menton de galoche* et qui est plus grave que le précédent, parce qu'il est d'une correction plus difficile et qu'il a une tendance à s'accentuer dans la suite.

Le chatouillement qui irrite les gencives pendant toute cette période est le prurit dentaire. On le combat en entretenant la bouche du bébé dans un parfait état de propreté et en frottant légèrement ses gencives avec une préparation pharmaceutique spéciale. Voici deux compositions également adoucissantes :

Chloroforme............	1 gramme.
Teinture de safran.......	2 grammes.
Glycérine...............	30 —

ou encore,

Suc de tamarin frais....	3 grammes.
Infusion de safran	3 —
Miel épuré	20 —
Teinture de benjoin.. ...	50 centigrammes.

*
* *

D'après certains médecins, l'évolution dentaire aide parfois à l'éclosion de troubles sympathiques existant déjà à l'état latent. Ces troubles sont plus graves, parce qu'ils intéressent des parties plus étendues ou plus délicates de l'organisme. Les moins redoutables affectent la peau, comme l'urticaire, l'érythème, la roséole, et cèdent à une médication appropriée ; l'eczéma et surtout l'impétigo, beaucoup plus rares et qui se compliquent de fièvre, présentent un caractère dangereux et nécessitent les soins du médecin.

Les laryngites et les bronchites dont peut être atteint l'enfant, sont, en général, peu graves, car l'inflammation n'est que superficielle.

Avec les régurgitations et les vomissements, la diarrhée est l'accident le plus fréquent; elle est presque toujours accompagnée de coliques douloureuses. Il est prudent de la couper dès le début, car, si le cours n'en était pas arrêté, elle causerait une inflammation intestinale, parfois mortelle. Il faut, dans ce but, diminuer la nourriture des petits malades : on leur donnera moins souvent à téter et on supprimera leur potage. Enfin, pour calmer les coliques, et pour prévenir l'inflammation, on leur administrera des lavements à l'eau de son, de guimauve, de riz, de gomme. Quelques cataplasmes très légèrement arrosés de laudanum et appliqués sur le ventre, produisent également un excellent effet.

Ce qui épouvante le plus les jeunes mères, ce sont les convulsions, dont les symptômes sont vraiment de nature à effrayer et dont les suites peuvent être funestes : l'enfant se congestionne, puis perd connaissance et sa pauvre petite figure prend une teinte livide ; ses yeux, après avoir effroyablement roulé dans leurs orbites, s'immobilisent sous les paupières ouvertes, et le blanc de l'œil est presque seul visible ; la bouche, contournée, se ferme, les lèvres se couvrent d'une écume blanche ou rose, les membres raidis s'agitent convulsivement, alors que le tronc garde le plus souvent une raideur cadavérique. Les convulsions sont de courte durée, ordinairement de quelques secondes.

Une plus longue durée mettrait la vie du bébé en danger, à moins que des soins éclairés ne lui fussent prodigués. C'est pourquoi il est de toute nécessité que les mères sachent ce qu'elles ont à faire lorsque leur enfant est pris de convulsions. Tout d'abord le déshabiller, puis l'exposer à l'air frais sur un lit assez large pour qu'il ne se blesse pas dans ses brusques mouvements, le plonger dans un bain de lait, ou lui lotionner la tête et la poitrine avec de l'eau éthérée ou, à défaut, avec de l'eau fraîche ; lui frapper dans la paume des mains et le fesser. Ces moyens suffisent habituellement. Cependant, afin de prévenir le retour des accès, il est prudent de consulter le médecin.

Parmi les accidents attribués à la dentition, je citerai encore les otites, les conjonctivites, les ophtalmies et enfin les feux de dents, nom donné à une sorte d'éruption cutanée. Ces accidents sont également à redouter, mais ils sont plus rares.

*
* *

Les dents de lait, dont l'éruption est si souvent douloureuse, comme on vient de le voir, sont quelquefois négligées sous le mauvais prétexte que, devant disparaître et céder la place à d'autres, elles n'ont nul besoin d'être soignées.

Un peu de réflexion suffit à faire voir combien est grande l'erreur des personnes qui raisonnent ainsi.

Les dents caduques tombent dans l'espace de temps qui va de la septième année à la treizième, époque qui est, pour l'enfant, la période de croissance et de travail, période active entre toutes, pendant laquelle le corps et l'esprit sont surmenés. L'enfant ne supporte, sans inconvénients graves, cette double fatigue physique et morale qu'à la condition d'être fortifié par une nourriture saine et *bien digérée*. Je souligne ces mots avec intention, car ils ont une importance très grande. Pour être aussi nutritifs que possible, les aliments doivent être convenablement divisés et mastiqués, bien triturés et abondamment insalivés. Si l'estomac reçoit un corps, un *bol*, compact et lourd, il est obligé de faire un effort trop grand pour le réduire et sa fonction s'opère mal. Aussi, ce n'est point exagérer que de prétendre que la moitié de la digestion se fait dans la bouche. On voit, sans qu'il soit besoin d'insister, de quel intérêt il est pour l'enfant d'avoir des dents saines ou rendues telles par l'obturation, aussi impérieusement nécessaire à cet âge que plus tard. Cette opération ne doit jamais être ajournée, de crainte qu'un retard n'en compromette la réussite. L'obturation ne sera pas faite avec de l'or, car la densité des temporaires augmentant toujours jusque vers l'âge de 14 ans, la calcification n'en est pas complète avant cet âge, et l'on peut craindre qu'il ne se forme une solution de continuité autour de l'aurification. De plus, l'aurification est presque impraticable chez l'enfant, car elle exige trop de temps. Il est donc préférable d'employer un amalgame ou encore, simplement, l'étain.

Autre remarque : les dents de lait ne doivent pas être arrachées dès qu'elles branlent, il faut attendre quelques jours, jusqu'au moment où un simple effort suffit pour les faire sortir de leur alvéole. Enlever trop tôt une dent caduque, c'est s'exposer à voir les voisines se déplacer et gêner l'éruption de la dent permanente. Par contre, il faut que la dent de lait disparaisse à temps pour ne pas s'opposer à la sortie de la dent permanente qui, faute de place, n'évoluerait pas régulièrement.

L'extraction prématurée d'une dent caduque ne devra être pratiquée que si un abcès existe, et encore seulement dans le cas où il cause des douleurs. L'opération est suivie d'une cicatrice osseuse qui bouche l'ouverture par laquelle doit sortir plus tard la dent permanente ; en outre, les dents voisines empiètent sur l'espace vide ; la dent définitive ne peut alors percer qu'en dehors ou même en dedans de l'arcade dentaire.

Beaucoup d'irrégularités dans la seconde dentition n'ont pas d'autre cause. En effet, les cicatrices osseuses laissées sur la mâchoire à la suite de l'extraction prématurée d'une dent de lait, n'ont pas la même puissance extensive que les parties normales ; elles amènent, de ce fait, une perturbation dans le développement régulier de la mâchoire ; celle-ci se trouve alors disproportionnée par rapport à la mâchoire opposée.

Cela confirme ce que j'ai dit de la nécessité de *soigner les dents temporaires, autant, sinon plus, que les dents permanentes.*

Cette sage précaution permet d'éviter à l'enfant des souffrances qui nuisent à sa santé et conserve en outre l'harmonie dans le développement des mâchoires et des dents de la deuxième dentition.

Il reste bien entendu que si les dents de lait persistent à rester en place après l'apparition des dents définitives, il faut procéder à leur extraction immédiate.

*
* *

Les deux tableaux ci-joints indiquent l'époque à laquelle les dents permanentes succèdent le plus généralement aux temporaires.

NOMENCLATURE DES GROUPES	Apparition des follicules des Dents permanentes, après la conception	ÉPOQUE DE L'ÉRUPTION D'APRÈS MM. : Magitot	Sappey	Bouchut	Haris, Austin et Andrieux	Division de la Dentition humaine en cinq parties
Premières molaires inférieures ...	vers le 90e jour	vers 7 ans	vers 5 ans	de 5 à 7 ans	de 5 à 6 ans	2e période : 4 dents
— — supérieures ..	» 100e »					
Incisives centrales inférieures		vers 7 »	de 6 à 8 »	de 6 à 8 »	de 6 à 7 »	
— — supérieures ...	du		de 7 à 8 »	de 7 à 9 »	de 7 à 8 »	
Incisives latérales inférieures.....		vers 8 1/2	de 8 à 9 »	de 7 à 9 »	de 8 à 9 »	3e période
— — supérieures....	110e					
Premières prémolaires infér......		de 9 à 12 ans	de 9 à 10 »	de 9 à 10 »	de 9 à 10 »	de
— — supér.....	au					
Deuxièmes prémolaires infér	120e	vers 11 »	de 12 à 13 »	de 10 à 11 »	de 11 à 12 »	20 dents
— — supér						
Canines inférieures...............	jour	de 11 à 12 »	de 10 à 11 »	de 11 à 12 »	de 10 à 11 »	
— supérieures..............						
Deuxièmes molaires inférieures...						
— — supérieures..	vers le 3e mois	de 12 à 13 »	de 12 à 14 »	de 12 à 13 »	de 12 à 14 »	4e période : 4 dents
Troisièmes molaires } Dents de Sagesse { infér.	vers l'âge de 3 ans	de 19 à 25 »	de 20 à 30 »	de 18 à 24 »	de 18 à 25 »	5e période : 4 dents
— — supé.						
						32 dents

La dentition est généralement plus précoce chez la fille que chez le garçon.

Epoque de la chute des dents temporaires

NOMENCLATURE DES GROUPES	Chute des dents temporaires, d'après MM. : Seigneur	Magitot	Dubois
Incisives centrales inférieures	Vers 7 ans	Vers 7 ans	Vers 7 ans
— supérieures	» 7 1/2 »	» 7 1/2 »	» 7 1/2 »
Incisives latérales inférieures	» 7 1/2 »	» 8 »	» 8 »
— supérieures	» 8 »	» 8 »	» 8 1/2 »
Prémolaires inférieures	» 10 »	» 10 »	» 10 »
— supérieures	» 10 »	» 10 1/2 »	» 10 1/2 »
Molaires inférieures	» 11 1/2 »	» 11 »	» 11 »
— supérieures	» 11 1/2 »	» 11 1/2 »	» 11 1/2 »
Canines inférieures	» 12 »	» 12 »	» 12 »
— supérieures	» 12 »	» 12 »	» 12 »
Première période de la dentition : 20 dents			

*
* *

Faute de soins de propreté, les dents se recouvrent de *tartre,* c'est-à-dire d'un amas formé de produits terreux et des microbes, nombreux et divers, qui naissent de la fermentation et de la décomposition des parcelles de matières organiques restant dans la bouche après la mastication. Le tartre peut passer inaperçu, car il n'existe parfois, autour du collet des dents, qu'à l'état d'enduit visqueux. Le tartre agit de deux façons : mécaniquement, en décollant la gencive et en se glissant entre elle et la dent ; infectieusement, en occasionnant l'inflammation des gencives. Sous cette double action, les dents se carient et se déchaussent, au bout d'un temps plus ou moins long. Selon toute probabilité, s'il était possible de conserver une dent dans un état permanent et absolu de propreté, elle ne serait jamais cariée. Que les mamans veillent donc, et dès la première heure, à la propreté des dents de leurs enfants ; qu'elles nettoient chaque matin et après chaque repas, la bouche de leurs babies tant que ceux-ci ne seront pas capables de faire eux-mêmes ce nettoyage avec soin. Elles utiliseront à cet effet une petite brosse aux soies fermes ; les soies molles, que certains recommandent, ne répondent pas au but cherché, car au lieu de *détacher* les débris d'aliments et les dépôts calcaires, elles les repoussent simplement dans les interstices dentaires.

L'eau pure ne saurait nettoyer parfaitement les dents, pas plus qu'elle ne saurait décrasser les mains : elle ne sert, à proprement parler, que de véhicule. On lui adjoindra une poudre dentifrice d'une bonne composition. Les poudres préparées par les parfumeurs ont pour toute propriété de flatter l'odorat ; ce n'est certes pas suffisant ; d'autres qualités plus précieuses sont exigées. On les trouvera réunies dans la poudre dont voici la formule :

Carbonate de chaux...	20 grammes.
— de magnésie	20 —
Borate de soude......	10 —
Tanin	2 —
Saccharine...........	50 centigrammes.
Carmin...............	50 —
Essence de menthe....	XXV gouttes.

Cette préparation est alcaline, antiseptique, tonique et astringente. Elle doit être tamisée en poudre très fine afin qu'elle ne raye pas l'émail des dents.

Comme dernière recommandation, je dirai que l'eau tiède et non l'eau froide, convient pour le nettoyage de la bouche, et qu'il est bon de l'additionner de quelques gouttes d'un dentifrice liquide, par exemple de l'élixir suivant très simple, et très efficace :

Alcool...................	200 grammes.
Salol....................	1 —
Teinture de safran........	1 —
Essence de menthe anglaise	IV gouttes.

*
* *

Les conseils que j'indique ici me sont dictés par une expérience acquise au cours de nombreuses années de pratique, pendant lesquelles il m'a été permis d'être utile à bien des mères, qui me consultaient sur les soins à donner aux dents de leurs enfants.

J'ai toujours pris à tâche de leur prouver que le mauvais état de la bouche est causé principalement par le manque d'une hygiène bien entendue et par une insouciance coupable. J'ai constaté avec plaisir que mes conseils étaient *généralement* suivis, s'ils ne l'étaient pas *toujours*, tant il est vrai qu'il est des gens qui ont des yeux et qui ne voient pas, qui ont des oreilles et qui n'entendent pas !

L'ÉDUCATION DE L'ENFANT

L'ÉVEIL DE L'INTELLIGENCE ET DES SENS

L'enfant n'est pas un *petit homme*. Certes son cerveau contient des idées héréditaires qu'il fera revivre et qu'il étendra par sa propre expérience; sans doute, il a en lui le germe des aptitudes et des passions que l'âge et les circonstances développeront; mais aucun indice ne les décèle encore. Le bébé, en réalité, a une manière toute particulière de sentir, de comparer et de juger.

Dans les premiers jours de sa naissance, l'enfant vit d'une existence, pour ainsi dire, purement végétative. Respirer, manger et dormir, sont ses seuls besoins. Mais peu à peu, à l'insu même de ceux qui l'élèvent, ses sens s'éveillent.

Cet éveil de l'intelligence a toujours préoccupé les psychologues et bien des théories philosophiques ont voulu en expliquer les mystères.

Une des plus hardies, la théorie de l'évolution, est basée sur cette idée que les animaux sont les frères inférieurs de l'homme. Au fait, l'analogie frappante qui existe entre la conception et l'évolution de l'embryon de l'homme et la formation et le développement de l'embryon de l'animal, semble confirmer la doctrine transformiste, qui paraît être encore justifiée par l'observation que l'on a faite du progrès des facultés de l'enfant, jusqu'à l'âge de deux ans, et de celui des facultés de l'animal. La comparaison est même tout à l'avantage de ce dernier qui, à peine né, trouve seul sa nourriture et a conscience du danger. En vérité, il n'y a là que de l'instinct, « l'animal n'a pas eu le temps d'apprendre, donc il ne sait pas; il cède à une impulsion dont il ne connaît ni le but ni la cause » (Ch. Joly). En outre, le jugement fait défaut chez l'animal dont, seules, des habitudes et des aptitudes, différentes suivant l'espèce, déterminent la conduite, alors qu'il existe déjà chez l'enfant, ainsi que le prouvent ses hésitations et ses erreurs mêmes. Or, le jugement est la caractéristique de l'intelligence puisqu'il est le fruit de la réflexion. Cette supériorité de l'homme sur tous les êtres animés est très nettement exprimée par Geoffroy Saint-Hilaire : « La plante vit; l'animal vit et sent; l'homme vit, sent et pense. »

Les sensations, chez le petit être, sont d'abord confuses, et ne se précisent que dès l'instant qu'il réfléchit, et dès que la curiosité le pousse à comparer et, par suite, à juger les objets qui sont à sa portée. Bien longtemps avant de parler, il sait montrer ses préférences, et par ses gestes, ses larmes ou son rire, exprimer la peur, la colère et la joie. Ces mouvements de la sensibilité sont le fait d'un égoïsme inné, inconscient au début, mais réfléchi plus tard, si l'éducation n'y remédie. Le bébé rapporte tout à lui, il se fâche, il crie, si l'on ne cède à ses caprices ; son affection même pour ceux qui l'entourent, est tyrannique et jalouse. Il ne faut pas, contrairement aux idées de J.-J. Rousseau, laisser l'enfant suivre toutes ses premières inspirations, ni satisfaire ses premiers désirs, car ses goûts sont généralement dépravés, c'est ainsi qu'il préfèrera un fruit âpre et nuisible à un fruit mûr et sain.

Les sens de la vue et du toucher s'exercent simultanément. S'il voit un objet qui lui est inconnu, Bébé veut le toucher, — je dis *veut*, la volonté est, en effet, un des premiers sentiments qui se fassent jour en lui. Il considère attentivement l'objet convoité, le palpe, l'étudie, le tourne dans tous les sens, obéissant ainsi à un besoin inné. N'est-ce pas à force d'observations et de comparaisons que l'esprit se forme ?

Après le sens de la vue, c'est-à-dire vers le cinquième ou le sixième mois, les sens de l'ouïe et de l'odorat se révèlent complètement.

L'enfant est maintenant en possession de tous les moyens qui lui sont nécessaires pour comparer et juger.

*
* *

Alors commence le rôle de l'éducateur, qui doit, et avant tout, prêcher d'exemple, car, imitateur et rien que cela d'abord, le nouveau-né se modèle sur ceux qui l'approchent ; son esprit est comme une cire molle qui reçoit les empreintes et les conserve. Les parents ne devront s'en prendre qu'à eux-mêmes si, plus tard, ils ne peuvent corriger des défauts qu'ils auront fait naître. C'est ainsi que sont souvent données au petit être des leçons de malice, de tromperie, de colère et de méchanceté qu'il n'aura garde d'oublier.

L'éducateur n'usera pas de la peur comme moyen d'éducation, s'il ne veut rendre craintif et sournois le jeune caractère qu'il a mission de former. Il faut laisser aux vieilles nourrices l'absurde manie de terroriser le bébé par les récits de l'Ogre ou du Croquemitaine qui enlève les enfants désobéissants, ou c'est l'accoutumer à n'être retenu que par la crainte d'un châtiment physique et non par la conscience.

Vers la fin de la première année, l'enfant commence à discerner le bien du mal. Ce n'est point cependant qu'il ait déjà la notion du sens moral, car, ainsi que le dit fort bien M. Pérey, « le bien, pour lui, est ce qui est permis ; le mal, ce qui est défendu », mais c'est le signe de la naissance, dans son esprit, de la conscience morale, de cette faculté essentiellement humaine que Darwin, dans la *Descendance de l'homme,* et pour les besoins de sa théorie, ne craint pas d'assimiler aux mouvements de sympathie que l'on observe chez les animaux. Il y a, dans cette allégation, une invraisemblance facile à montrer.

Souvent, il est vrai, notre jugement, c'est-à-dire la conviction que telle ou telle de nos actions est bonne ou mauvaise, est la conséquence de l'approbation ou du blâme que cette action reçoit de nos semblables. Mais ce jugement, né de la sympathie qui unit les hommes entre eux, ne porte que sur un acte particulier, et si l'opinion d'autrui a pu suffire à déterminer la moralité ou l'immoralité de *tel* fait, elle ne saurait remplacer l'idée générale du Bien et du Mal qui est en nous, et qui règle notre conduite dans *toutes* les circonstances. Ce qui le prouve, c'est qu'il nous arrive de n'être pas toujours, dans nos jugements, d'accord avec nos semblables. Cette sympathie existe cependant, malgré des diversités extérieures et s'explique par ce fait que des idées communes sur le Juste et l'Injuste, sont dans toutes les âmes. Et, dit Franck, « cette identité de principes est le plus solide fondement de la société humaine. »

La conscience morale naît plus ou moins tôt. Parfois même, elle fait complètement défaut, sans pour cela que l'individu qui en est privé soit forcément un criminel ou un homme malhonnête, car la crainte de la loi, qui est, plus que celle de Dieu, le commencement de la sagesse, suffit, jusqu'à un certain point, à le maintenir dans le droit chemin.

Cet homme, qui manque de sens moral, est guidé par la connaissance qu'il a des « choses permises » et des « choses défendues » ; il n'en est pas de même de l'enfant et c'est ce qui excuse chez lui, mais jusqu'à un certain âge seulement, des défauts instinctifs, le mensonge, par exemple.

Le mensonge, c'est un acte accompli avec l'intention voulue de tromper. Peut-on, dès lors, qualifier de tromperie le fait, chez un bébé, de cacher un objet quand on le lui demande et de montrer ses mains vides. Non assurément, bien que, en agissant ainsi, il ait manifestement le désir de laisser croire qu'il n'a pas cet objet. Ce n'est pas non plus pour le plaisir de mentir que les enfants apportent une certaine amplification dans le récit qu'ils nous font d'une scène à laquelle ils ont assisté, c'est bien plutôt parce que leur imagination ardente leur fait perdre de vue la réalité.

Mais où le mensonge est bien caractérisé, c'est lorsque l'enfant, répondant à une question, altère sciemment la vérité, le plus souvent afin d'échapper à une réprimande ou pour tout autre motif analogue. Dans ce cas, la faute est grave, et dénote un mauvais état d'esprit.

Quelle est la mère qui ne se souvient d'avoir vu son enfant tousser avec affectation et sans besoin, uniquement pour obtenir une pastille, un bonbon sucré ? Souvent, les parents ne font que rire de cette supercherie, qui n'est cependant autre chose qu'un mensonge, léger il est vrai. Leur indulgence est une sorte d'encouragement donné au petit simulateur.

Bien des causes encore poussent l'enfant au mensonge, je ne citerai que les principales, celles qui sont le symptôme de dispositions dangereuses.

Tout d'abord, le désir de produire de l'effet, d'étonner son monde : il exagère l'importance de la situation de ses parents, leur fortune, leurs relations, le bien-être qu'il a chez lui, et ne soutient cette tromperie qu'à l'aide de mensonges répétés.

La passion de plaire par la flatterie est aussi, chez les petites filles surtout, une source abondante de fausseté. Cette flatterie enfantine, toute charmante qu'elle puisse être, est le germe d'un grand défaut moral : du manque de sincérité, si commun dans les rapports mondains.

J'ai insisté particulièrement sur le manque de franchise uniquement parce que je le considère comme le plus grave des défauts que l'on observe chez les enfants, mais non point parce que je le crois inhérent à leur nature. Je suis persuadé qu'un enfant élevé au milieu de personnes sincères ne mentira jamais, et que, s'il a des tendances à le faire, elles seront combattues et réprimées par l'exemple, aussi facilement que le sont ses dispositions à la cruauté, cet autre défaut qui lui est si souvent, et si justement parfois, reproché par les moralistes.

Il ne faut pas perdre de vue que l'enfant, selon la pittoresque expression de James Sully « est un champ où poussent des quantités de plantes à demi développées, dont quelques-unes s'efforcent d'étouffer les autres. Les unes sont favorables et les autres défavorables à la moralité. » C'est par l'éducation que les mauvais instincts disparaissent, que les bons fleurissent et deviennent des principes régulateurs.

*
* *

La tâche de l'éducateur est lourde, surtout parce qu'il a la charge d'une âme qui manque de constance et d'unité. Son action doit donc être de tous les instants, car c'est lui seul qui préside à l'éclosion et au développement de la jeune intelligence et du jeune caractère qui lui sont confiés ; c'est lui encore qui, selon le mot bien connu d'un philosophe allemand, fait sortir le petit homme de la petite bête. L'enfant est le plus souvent ce qu'on le fait, et ceci implique, pour l'éducateur, une grave responsabilité. Mais, si la tâche est difficile, ne porte-t-elle pas en elle-même sa récompense ? De quelles joies ne sommes-nous pas redevables au petit chérubin qui est une partie de nous-mêmes ! Ses caresses et ses sourires ne nous payent-ils pas de toutes les peines qu'il nous cause? Pour lui, il n'est pas de privations que nous ne supportions volontairement. Il est le but de notre vie comme il en est l'orgueil. Que serait, sans ce petit être, notre propre existence? Ainsi que l'a dit le grand poète, rien n'est triste comme

La cage sans oiseaux, la maison sans enfants.

Pour conclure, je dirai, avec Helvétius, que si j'ai réussi à démontrer que l'homme est proprement le produit de son éducation, j'aurai aidé à la propagation d'une grande vérité.

L'ENFANT A L'ÉCOLE

LA CLAUSTRATION SCOLAIRE ET LA NÉCESSITÉ DU JEU

Un médecin de mes amis, qui a son fils en pension, a coutume de l'accueillir chaque fois qu'il revient en vacances, par ces mots : « Joues-tu bien ? » Cette question a une portée double. Selon, en effet, qu'il lui est répondu « Oui » ou « Non », mon ami conclut que son fils se porte comme un charme et qu'il s'est montré studieux, ou que sa santé laisse à désirer et qu'il a moins bien travaillé que de coutume. Qu'est-ce à dire ? Sinon qu'il établit entre l'étude et la santé une parfaite correspondance, par l'intermédiaire du jeu.

Que le jeu ait une influence capitale sur la santé des enfants, personne ne l'ignore ; aussi, depuis quelques années, s'est-on préoccupé, dans les établissements d'instruction, de donner aux exercices physiques toute l'importance qu'ils méritent. Des commissions techniques en ont établi les bases ; les journaux et de nombreux écrivains ont amené l'opinion publique à s'intéresser à la question ; des sociétés se sont fondées : la *Ligue pour l'Education physique,* — dont j'ai tenu à être l'un des premiers membres, — l'*Union des Sociétés françaises des Sports athlétiques,* etc. Les Chambres ont voté des allocations, et, enfin, la Commission parlementaire, d'accord avec le Ministre de l'Instruction publique, a organisé d'une façon très sérieuse l'éducation physique dans les établissements scolaires.

On a compris que point ne suffit de bourrer un enfant de sciences et de lettres, mais qu'il faut encore lui donner une enveloppe capable de contenir une telle dose d'érudition et jamais la vérité et la haute conséquence du vieil adage : « Une âme saine dans un corps sain » n'ont été si généralement reconnues.

La nature dépose en chaque être qu'elle crée une force et une activité qui demandent impérieusement à être dépensées. N'avez-vous jamais assisté au risible spectacle d'un jeune chien poursuivant une balle, une boule de papier? ou vu les cabrioles d'un petit chat qui s'efforce de saisir un chiffon qui danse au bout d'un fil? ou encore les sauts désordonnés et si spontanés des cabris? L'enfant a de même le besoin de courir, de sauter, de crier, en un mot, de jouer ; il a la même inclination pour l'exercice ; mais comme il ne saurait s'exercer de lui-même, il est du devoir des parents, des instructeurs de l'y aider. Il semble cependant que l'on prenne à tâche, — en France, — de le priver de mouvement dès sa plus tendre enfance : bébé, on l'emmaillote ; à peine peut-il marcher, qu'on l'enferme dans une salle d'école, qu'il ne quitte que pour passer sur les bancs du collège, où il est encore plus tenu. Faut-il s'étonner, après cela, qu'à mesure qu'il avance en âge et en science, sa constitution ne suive pas la progression normale?

« L'intention de la nature est que le corps se fortifie avant que l'esprit ne s'exerce. Les enfants sont toujours en mouvement : leur âge leur fait prendre en aversion le repos et la réflexion; une vie appliquée et sédentaire les empêche de croître et de profiter; ni leur esprit ni leur corps ne peuvent supporter la contrainte. Sans cesse enfermés dans une salle avec des livres, ils perdent toute leur vigueur, ils deviennent délicats, faibles, maladifs, plutôt hébétés que raisonnables, et leur âme se sent toute la vie du dépérissement du corps. » (J.-J. ROUSSEAU.)

Sans partager toutes les idées sur l'éducation, — souvent paradoxales, — qu'avait le philosophe de l'Ermitage, il est impossible de nier la justesse de la remarque que je viens de citer.

Les effets du défaut d'exercice se font sentir sur l'organisme entier. La claustration scolaire, — selon l'expression si juste du Dr Peter, — affecte les voies respiratoires et en rend les mouvements moins fréquents, moins réguliers; il en résulte que les vésicules de certaines régions du poumon ne participent pas au mouvement, grâce auquel l'air est alternativement aspiré et rejeté, et conservent ainsi une certaine quantité de cet air chargé d'acide carbonique et de matières organiques. Une immobilité trop prolongée atrophie les organes digestifs; les principes nutritifs s'assimilent donc difficilement, alors que la croissance du corps exige qu'ils soient absorbés en abondance : d'où le manque d'appétit et une formation plus abondante et plus liquide des déjections alvines. Mal ou peu nourris, les muscles deviennent mous, pâles, sans force ; ils n'entrent qu'avec peine en mouvement et se lassent vite. Si le manque d'exercice a, sur la constitution physique, des effets débilitants, il développe aussi un état particulier de l'encéphale : l'enfant devient d'une grande irritabilité, d'une sensibilité exagérée, d'une excessive impressionnabilité : voilà pourquoi il se fâche, boude ou pleure pour un motif des plus futiles.

Sans entrer, pour l'instant, dans le détail des infirmités contractées sur les bancs de l'école, je tiens à montrer, dès maintenant, la gravité du mal en faisant connaître, par les chiffres suivants, — officiels, — le nombre des victimes qu'il fait en une année :

D'après Hertel, en Danemark, sur 16.889 garçons et 11.225 filles, 29 0/0 des premiers et 41 0/0 des secondes ont été reconnus atteints d'anémie, de névrose, de scrofule. En Suède, sur 11.000 élèves, la proportion des enfants malingres a été de 45 0/0 d'après la statistique d'Axel Key.

De ce qui précède, il est aisé de conclure qu'il doit y avoir équilibre entre le travail imposé au cerveau et l'exercice donné au corps, pour que le développement physique et moral de l'enfant s'accomplisse normalement.

Après quelques heures consacrées à l'étude, l'esprit fatigué a besoin de repos : « L'esprit, a dit La Bruyère, s'use comme toute choses ; les sciences sont ses aliments, mais l'excès le consume. » L'intelligence, toujours en travail, perd peu à peu de sa vigueur et de son élasticité; elle s'affaiblit à la longue. Pour lui conserver sa souplesse et sa puissance, il lui faut accorder du répit, la laisser « souffler », se reposer et dormir. Ces moments de relâche, ce sont les heures de récréation : Jouez, enfants, courez, criez, ne pensez qu'au plaisir du moment. Foin de la grammaire et de la rhétorique ! Vivent les barres ! Vive la balle ou le ballon !

L'enfant qui aura bien joué pendant la récréation se sentira, le moment de l'étude venu, l'esprit dispos et lucide et se mettra de tout cœur au travail : il aura trouvé le secret de changer de plaisir, en changeant d'occupation.

Par contre, celui-là pour qui la récréation n'aura été que la partie du temps la plus ennuyeuse, et qui, au lieu de s'amuser, aura discuté avec quelques camarades sur les auteurs, commenté le cours du professeur, ou encore disserté sur des sujets moins sérieux, celui-là, soyez-en persuadés, sera moins que l'autre capable d'un effort persistant, d'une attention soutenue; il éprouvera, à certains moments, une lassitude et même un engourdissement du cerveau.

Et si jamais la France a besoin d'hommes pour la défendre, c'est encore sur toi, enfant vif et joueur, qu'elle pourra compter. Donc, emploie utilement les heures de classe et les moments de récréation, consacre ardemment les premières aux études, les dernières au jeu, et, rappelle-toi ces beaux vers d'André Theuriet :

Enferme
Dans un corps de fer l'esprit d'un savant,
Afin que ton corps, comme ton courage,

> Soit prêt pour le jour qui doit nous venger.
> C'est un legs, petit, c'est ton héritage,
> Le seul que nous ait laissé l'étranger.

Mes conseils s'adressent aux jeunes filles aussi bien qu'aux garçons, peut-être même davantage, car, à ceux-ci, l'école offre des exercices de gymnastique qui manquent presque complètement à celles-là; ils peuvent aussi se livrer avec plus de liberté aux jeux bruyants et vifs; arrivés à un certain âge, ils ont la ressource de l'équitation, de l'escrime, de la natation, du jardinage. La jeune fille, au contraire, est comme figée dans son immobilité par les convenances et les préjugés; elle n'a que rarement l'occasion d'exercer ses membres; de plus, ses vêtements mêmes sont un obstacle à tout mouvement un peu vif, et le seul exercice peut-être qui lui soit permis et possible est la danse. Il ne faut point chercher ailleurs la cause, chez elle, de la pauvreté du sang, de la chlorose, de l'anémie, de l'hystérie même. N'est-ce point faute d'exercice que beaucoup de jeunes filles sont comme ces frêles et délicates fleurs de serre, auxquelles seule une chétivité maladive semble prêter quelque charme? Et cependant, ces jeunes filles n'auront-elles pas, plus tard, dans la société, le rôle le plus beau : celui de créer et d'éduquer, de consoler et de conseiller. A la Femme incombe, outre les soins et les soucis de l'intérieur, le devoir de réconforter son mari, souvent meurtri par les difficultés de la vie. Il lui faut non seulement la force morale, mais encore la force physique pour assumer cette tâche. Qu'elle fortifie donc son corps; son âme deviendra plus grande encore. Elle ne sera pas comme ces épouses que Mgr Dupanloup stigmatisait du haut de sa chaire : « Ces femmes frivoles et légères, hors d'état de prendre aucune part réelle à l'éducation de leurs enfants et aux affaires de leur maison et de leur mari. » La femme ne doit pas être un objet de luxe, une poupée gracieuse et frêle dont l'unique raison d'être soit de charmer les yeux. Qu'elle médite bien ce que dit des femmes J.-J. Rousseau : « Il faut que leurs membres et leur corps soient absolument libres, afin qu'elles acquièrent les belles formes et les belles proportions que nous admirons dans les statues antiques qui servent de modèles à l'Art, depuis que la Nature *défigurée* a cessé de lui en fournir parmi nous. » La femme n'a point à craindre que les exercices corporels, bien appropriés, ne lui enlèvent même un peu de sa beauté et de sa grâce. Au contraire, elle n'en sera que plus captivante encore, car elle leur devra les fraîches couleurs de la santé, des mouvements aisés, une démarche souple et gracieuse et l'on pourra toujours dire d'elle, avec Molière :

« *Elle brille de mille attraits, et ce n'est qu'agrément et charmes que toute sa personne.* »

LES ATTITUDES VICIEUSES

CHEZ L'ENFANT ET L'ADOLESCENT

ET LEURS CONSÉQUENCES

Je voudrais suivre le précepte de Boileau,

> Passer du grave au doux, du plaisant au sévère

mais je ne le puis, cette fois encore.

Il me faut même, à l'avance, m'excuser de l'obligation où je suis d'employer quelques-uns de ces mots techniques, — si rébarbatifs, — que je m'étais promis de bannir de ce livre.

Dans un précédent chapitre, j'ai énuméré les troubles nombreux que le manque d'air, l'excès de travail et le défaut d'exercice occasionnent dans les organes de la respiration, de la digestion et dans le système nerveux.

Ces troubles, précurseurs ou symptômes de maladies graves, inquiètent peu, d'habitude, soit parce qu'ils se manifestent lentement et passent longtemps inaperçus, soit, surtout, parce que, se trompant sur leur origine, on les attribue à la croissance.

Par contre, les parents s'effrayent à la vue des

difformités, — suites d'attitudes mauvaises, — que l'enfant contracte sur les bancs de l'école : c'est qu'alors le mal est visible.

Ces déformations vont faire le sujet de cette causerie.

On ne peut nier que la position ordinairement prise n'influe sur notre état physique et que les mouvements auxquels nous nous livrons ne décident de notre maintien : le vieux laboureur que sa tâche a, durant de longues années, courbé sur le sol, a le buste incliné ; le cavalier de profession a les jambes légèrement arquées, et le maître d'armes, l'épaule droite plus élevée que l'épaule gauche. Mais, le mal n'est pas grave, et il n'a guère que l'inconvénient de donner au corps un aspect disgracieux. Il n'en est pas ainsi lorsqu'une attitude vicieuse amène une déviation de la colonne vertébrale.

Pour se rendre bien compte de la gravité de cette difformité, il est nécessaire d'abord de rappeler la nature et les fonctions de la colonne vertébrale et de la moelle épinière.

La colonne vertébrale, ou *rachis*, est formée par 24 vertèbres, percées d'un trou et séparables l'une de l'autre ; elle s'étend de la tête qu'elle supporte, jusqu'au bassin. Elle est le soutien des extrémités supérieures, de la poitrine et de toutes les autres parties du tronc. En outre, elle loge, dans le canal formé par les trous des vertèbres, la moelle épinière, gros cordon de substance nerveuse, qui donne naissance aux nerfs rachidiens du tronc et des extrémités supérieures et inférieures. La moelle épinière communique aux nerfs rachidiens, et, par ceux-ci, aux membres, les incitations motrices qui lui viennent du cerveau. En effet, une section de la moelle produit la paralysie des membres situés au-dessous de cette section ; c'est par la moelle épinière aussi que les impressions nerveuses reçues sont transmises au cerveau. De plus, elle possède un pouvoir réflexe ; en effet, elle provoque les mouvements involontaires succédant à des impressions ordinairement si faibles qu'elles passent inaperçues de la conscience, par exemple, les clignements d'yeux. Une curieuse expérience prouve le pouvoir réflexe de la moelle épinière : si l'on pince la patte d'une grenouille décapitée, les membres s'agitent presque aussitôt.

La colonne vertébrale est construite tout à fait en raison des usages auxquels elle est destinée ; elle est assez solide pour résister aux efforts considérables qu'elle a à supporter et pour protéger la moelle épinière ; elle est mobile, afin de se prêter aux différents mouvements de flexion, d'extension, et, jusqu'à un certain point, de rotation et de torsion. Si l'on considère les fonctions du rachis, par rapport au reste du squelette dont il détermine la forme et assemble les parties, on comprend sans peine de quelle gravité sont les déviations auxquelles il est exposé et qui sont causées par le rachitisme, par un choc violent, par une chute, mais surtout par la rétraction musculaire. Un fait fort remarquable, c'est que l'habitude de retenir le tronc constamment fléchi, à l'époque où le sujet grandit avec rapidité, amène la courbure du rachis en ce sens.

Le Dr Dubrisay a trouvé, en 1876, dans une école suisse, 640 élèves sur 709 qui présentaient une déformation plus ou moins marquée de la colonne vertébrale.

Les docteurs Fournier et Bégin citent le fait suivant :

« Une jeune fille, âgée de dix ou douze ans, qui travaillait avec opiniâtreté depuis plusieurs mois pour surpasser ses compagnes, et qui était constamment courbée sur la table où elle écrivait et dessinait sans relâche, ayant grandi dans cet intervalle, présenta une flexion antérieure bien manifeste de l'épine. »

Cet infléchissement de la colonne vertébrale en avant est nommé *cyphose*.

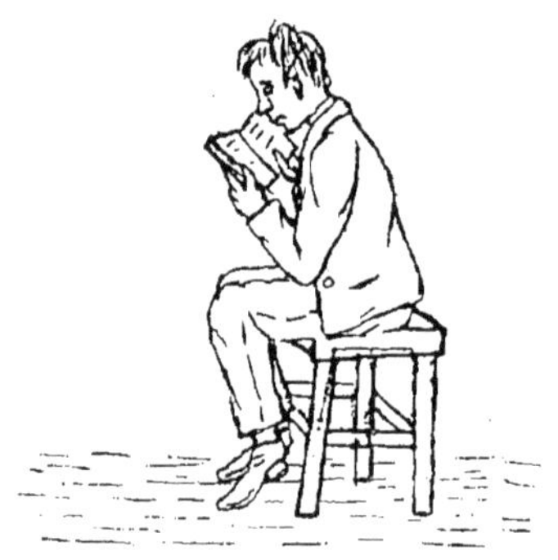

Mauvaise position.

Dans la cyphose, ou gibbosité proprement dite, le dos se voûte, la poitrine se rétrécit, la tête et le cou entrent dans les épaules et se portent en avant, ce qui fait paraître considérable la longueur des bras par rapport à celle du corps ; le thorax s'allonge, les côtes se rapprochent et compriment les poumons et le cœur.

L'incurvation du rachis en arrière est la *lordose,* et la courbure latérale, la *scoliose.*

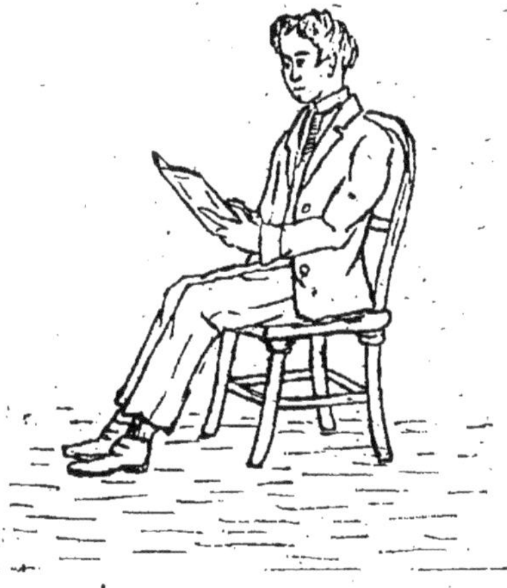

Bonne position.

La lordose est très rare chez l'enfant, aussi je ne

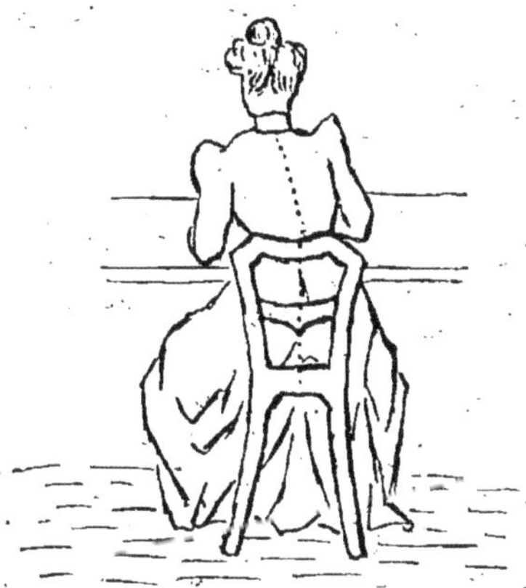

Mauvais maintien.

la cite que comme une conséquence possible de la cyphose.

La scoliose est la plus fréquente et la plus dangereuse des déviations rachidiennes ; elle est caractérisée non seulement par une courbure latérale, comme je l'ai dit plus haut, mais encore par une torsion de la colonne.

Cette inclinaison anormale déforme le thorax, augmente, du côté de la convexité, la courbure des

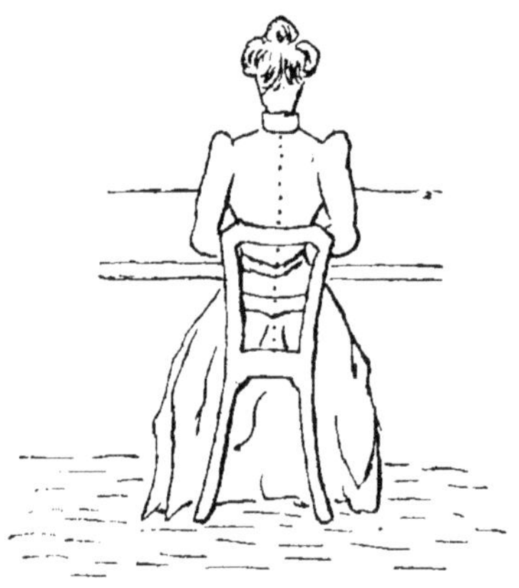

Maintien correct.

côtes, et par contre, les comprime du côté de la concavité, à un tel point qu'elles se touchent et quelquefois même se soudent. Les poumons sont aplatis, le cœur est considérablement accru et gêné dans ses mouvements qui deviennent violents, l'estomac est déprimé et souvent déplacé, comme aussi le foie et les autres viscères abdominaux.

L'enfant atteint de scoliose est pâle et sans forces ; peu à peu l'omoplate est soulevée par le déplacement des côtes ; la hanche du même côté est saillante. Et c'est alors qu'on dit, suivant l'expression commune : « Mon enfant a une épaule plus forte que l'autre. »

Je ne saurais trop rappeler aux parents qu'ils ont à prendre garde, car le plus souvent, la déviation du

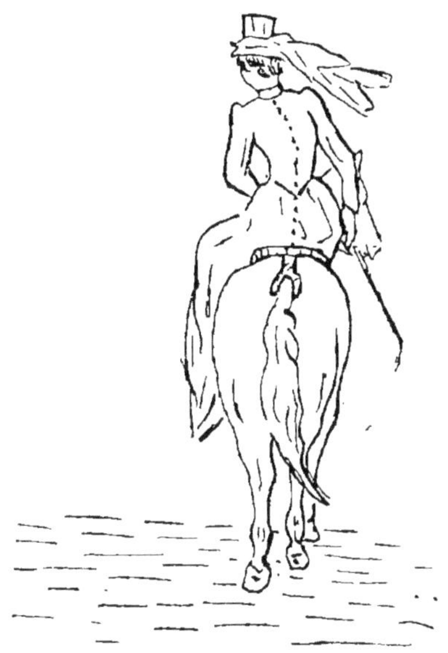

Attitude mauvaise.

rachis se révèle par des symptômes qui peuvent leur échapper ou qu'ils attribuent à d'autres causes. Languissant, nonchalant, l'enfant affecte certaines postures fréquemment répétées, prises instinctivement ; debout, il tend une jambe en avant et porte sur l'autre tout le poids du corps ; assis, il ne se pose pas d'aplomb, il incline le buste soit à droite, soit à gauche, il se contourne même, et appuie le bras sur le dossier de la chaise. Du reste, ces postures varient à chaque instant par suite de la fatigue que lui cause la rétraction des muscles.

Je n'ai point à parler ici du traitement curatif de ces maladies qui nécessitent les soins prolongés du

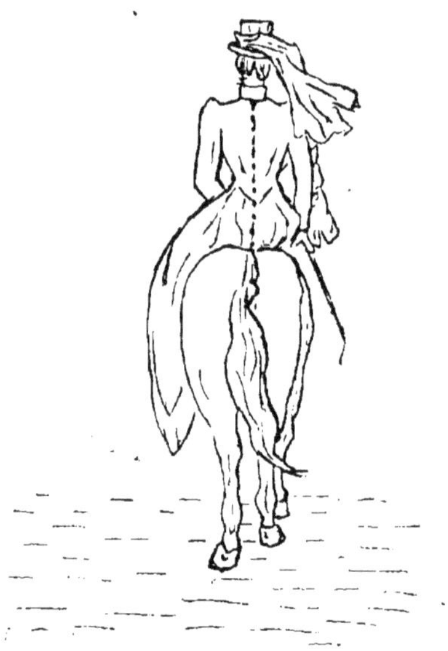

Attitude correcte.

docteur, mais je vais résumer les moyens de les prévenir :

Il faut surveiller le maintien de l'enfant ; ne pas lui laisser prendre des attitudes mauvaises ; ne pas prolonger outre mesure ses heures de travail, mais les couper par de fréquentes récréations ; lui faire exécuter des exercices physiques appropriés et suivis, au grand air, même par les temps rigoureux.

*
* *

Il est un autre point sur lequel il est bon également d'insister.

Le nombre des enfants atteints de myopie va sans

cesse croissant. Les spécialistes de toutes les nations qui se sont occupés de cette question sont unanimes à affirmer que la myopie se contracte surtout pendant le temps de la scolarité. « Il est incontestable, dit Fieuzal, dans son *Hygiène de la Vue dans les écoles*, qu'à mesure que les exigences de l'instruction publique augmentent, à mesure aussi s'accroît le nombre des myopes ; les statistiques sur ce sujet sont à la fois nombreuses et unanimes ; elles démontrent une progression croissante de la myopie de classe en classe, en même temps que sa fréquence, à mesure que les classes sont elles-mêmes plus élevées. » Il y a là, selon son expression si juste « une calamité publique ». Les chiffres donnés par le docteur Dür, de Hanovre, prouvent la justesse des remarques du docteur Fieuzal : la moyenne des myopes dans la classe de sixième est de 20,4 0/0 ; en cinquième, elle est de 25,7 ; en quatrième, de 33,3 ; en troisième, de 37,8 ; en seconde, de 54 et en rhétorique de 65,1. Ces chiffres se passent de commentaires. Dans une conférence faite à la 53e Réunion des naturalistes et médecins allemands, en 1880, le docteur Hermann Cohn, donnant le résultat d'une enquête qui avait porté sur plus de 40.000 élèves, disait textuellement : « Le nombre des myopes oscille entre 35 et 60 0/0 dans les deux dernières années de nos gymnases (collèges) et de nos écoles réales (lycées) ; il monte à 64 0/0 à Breslau, à 75 0/0 à Magdebourg, à 80 0/0 à Erlangen et va jusqu'à 100 0/0 à Heidelberg. Les mêmes observations ont été faites en France et personne n'en conteste l'exactitude. Tout le monde a remarqué la fréquence de cette infirmité chez les élèves de l'École polytechnique et j'ai toujours été frappé de son extrême rareté chez les marins et chez les pêcheurs

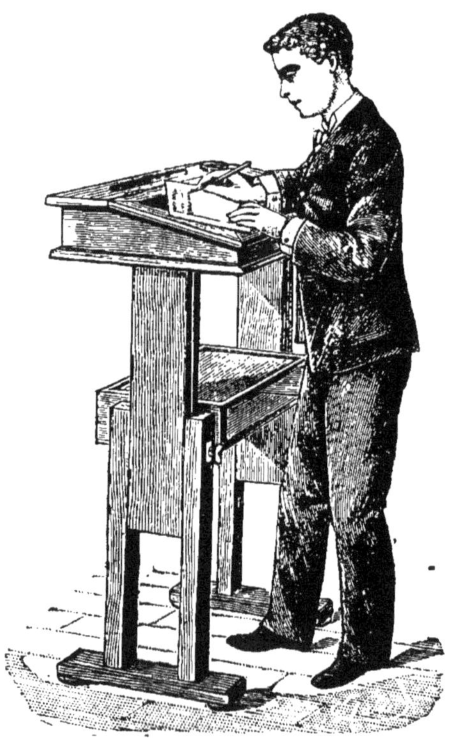

Pupitre hygiénique à élévation facultative.

de nos côtes, qui vivent en face de la mer et de ses grands horizons. »

La myopie est devenue commune, à tel point qu'elle n'est plus un obstacle à l'entrée dans certaines carrières où une vue excellente est cependant nécessaire, dans la marine, par exemple.

L'hérédité peut être la cause de la myopie; mais, dans tous les cas, le séjour à l'école la développe, par suite de l'obligation où sont les élèves de lire et d'écrire de trop près. Il serait pourtant facile de remédier à cet état de choses par un bon éclairage des salles d'études et par le choix d'un matériel scolaire construit d'après des principes rationnels.

Pour ne pas fatiguer la vue, l'éclairage naturel ou artificiel doit être intense, mais non excessif, et ne pas venir de derrière. Pendant le jour, l'éclairage uni-latéral gauche est le meilleur, à condition que les vitrages soient assez grands pour que toutes les places aient la même quantité de lumière; si la disposition des locaux ne permet pas d'obtenir ainsi une clarté suffisante, on emploiera l'éclairage bi-latéral, mais établi de telle sorte que la lumière arrive en plus grande quantité du côté gauche, pour éviter que la main ne projette de l'ombre sur le papier.

C'est surtout l'éclairage artificiel qui laisse à désirer dans tous les établissements d'instruction. Le gaz, dit-on, fatigue les yeux; c'est une exagération; car la lumière qu'il donne n'est pas mauvaise, du moins, quand l'installation est bien faite. Le bec de gaz doit être situé au-dessus du travail de l'élève, à une hauteur de cinquante centimètres environ; un large abat jour doit protéger les yeux contre l'action directe de la lumière, et le crâne contre la chaleur venant du foyer lumineux. Or, il arrive d'ordinaire, dans les écoles, que la salle est insuffisamment éclairée par quelques rares becs placés à près de deux mètres au-dessus des tables; alors l'enfant doit se pencher sur son livre pour distinguer les caractères d'imprimerie souvent trop fins. Je connais une institution dont les salles d'études renfermant une trentaine d'élèves, ne sont éclairées que par un seul bec !

Le choix des pupitres, des tables, des bancs est de la plus grande importance, car un mobilier défectueux provoque des attitudes vicieuses. Si le banc est trop bas et la table trop haute, l'élève est obligé d'appuyer complètement l'avant-bras droit ; par suite, la colonne vertébrale se courbe à gauche et l'épaule droite se lève, comme l'indique la gravure ci-contre.

Si la table est trop basse, l'enfant incline le buste et la tête en avant, et regarde de trop près son cahier. Il est nécessaire que chaque classe ait son mobilier scolaire approprié à la taille des élèves qui l'occupent. La table sera non horizontale mais légèrement inclinée, le banc, placé à une distance et à une hauteur convenables, aura un dossier renversé.

Monsieur Féret, de Paris, a inventé un système de pupitres très hygiéniques. La planchette sur laquelle est placé le livre ou le cahier, est à élévation facultative. Cette disposition permet aux enfants d'écrire sans avoir à se pencher en avant et de lire à la distance voulue.

Il serait à souhaiter aussi que les tables sur lesquelles plusieurs élèves travaillent à la fois fussent proscrites et remplacées par une petite table particulière à chacun d'eux.

Des règlements sévères devraient exiger que toutes

les maisons d'enseignement fussent établies dans des conditions hygiéniques d'installation et d'ameublement propres à garantir la bonne santé des enfants.

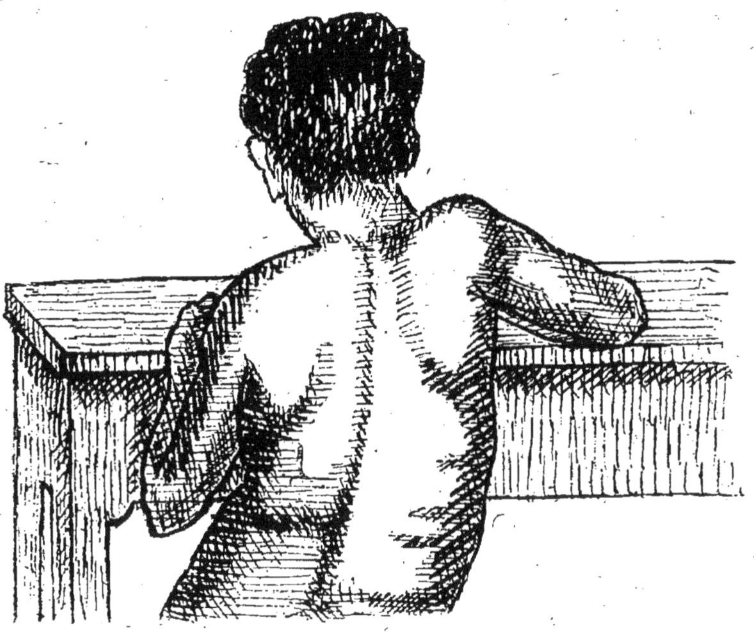

Déviation de la colonne vertébrale causée par un mobilier défectueux. Table trop haute. — Banc trop bas.

Il est des institutions où tout serait à changer. Je connais des pensions, — non dépendantes du gouvernement, il est vrai, — vieilles d'un demi-siècle sous tous les rapports, où l'hygiène *réelle* semble être complètement inconnue, où manquent l'air pur et l'espace, où tout est défectueux, l'éclairage naturel et l'éclairage artificiel, le chauffage et le mobilier, où l'on ne pratique pas, faute de place, les jeux actifs; et dans lesquelles se sont étiolés et s'étiolent encore les pauvres enfants que les parents s'obstinent à y enfermer. Et tout cela, parce que l'on n'ose point contraindre les chefs d'institution à apporter des

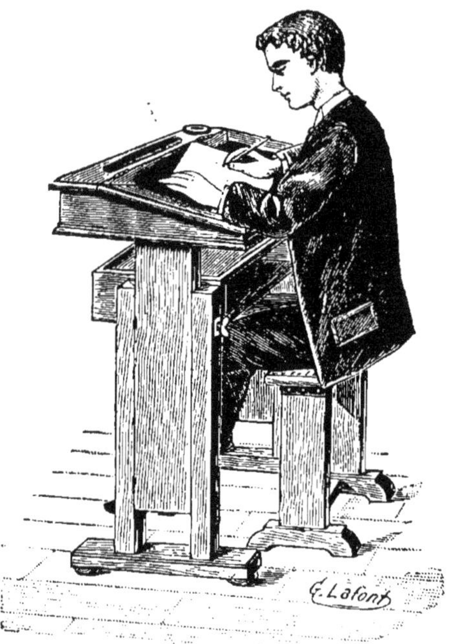

Pupitre à élévation facultative.

réformes dans leurs établissements pour des raisons... d'intérêts particuliers.

*
* *

Les exercices corporels et les promenades au grand air sont les remèdes les plus efficaces aux maux causés par la claustration scolaire.

Pour combattre les pernicieux effets de la tension visuelle, il ne faut négliger aucune occasion d'emmener l'enfant au grand air, à la campagne, et de l'obliger à regarder les objets à grande distance. Quel est le disciple de saint Hubert qui n'a pas observé que les premiers jours de l'ouverture de la chasse, son œil avait peine à distinguer le gibier au loin, pour remarquer ensuite que sa vue reprenait peu à peu, par l'exercice, son acuité et sa force?

Les exercices physiques, réglés et continus, donnent encore des résultats merveilleux chez les sujets prédisposés à la phtisie: ils élargissent le diamètre de la poitrine, augmentent considérablement la nutrition des muscles respiratoires et contribuent ainsi au développement des poumons eux-mêmes.

*
* *

Je n'ai pas cherché à effrayer les lecteurs en leur mettant sous les yeux le tableau des maux auxquels sont exposées l'enfance et l'adolescence ; je n'ai certainement pas voulu, nouveau Jérémie, pleurer sur le surmenage imposé aux enfants en ce siècle de *struggle for life ;* mais j'ai tenu à montrer quelle prévoyance et quels soins incessants les parents doivent apporter dans l'éducation de leurs enfants des deux sexes, et dénoncer aussi les dangers d'une vie sédentaire, afin de faire comprendre quelle large part doit être laissée aux exercices physiques et au repos, dans un emploi du temps sagement réglé.

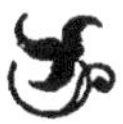

ÉDUCATION PHYSIQUE

LES EXERCICES DE PLEIN AIR

Les hommes sont le plus souvent indifférents aux conseils de ceux qui consacrent leurs veillées à rechercher les moyens de leur être utiles.

Il est rare également qu'un écrivain ne semble fastidieux aux yeux des lecteurs, s'il ne néglige aucun de ces détails, en apparence futiles, mais qui, en réalité, sont indispensables. Il est vrai de dire que la critique des frondeurs importe peu à celui qui veut atteindre son but. Pendant qu'il accomplit sa tâche, l'approbation des gens sensés est pour lui un réconfortant et une récompense suffisante. C'est pourquoi je ne craindrai pas d'insister longuement sur l'importance du plein air dans l'éducation de la jeunesse.

L'air est, selon le mot bien connnu, « l'aliment indispensable de la vie ». Sa fonction est double : il nous fournit l'oxygène, principe vital par excellence, et emporte les matières nuisibles à notre santé et que nous rejetons. Quelques mots suffiront à faire comprendre ces deux propriétés.

Quand nous respirons, l'air entre dans nos poumons, — un demi-litre en moyenne par inspiration,—

là, il se trouve en contact, par les capillaires, avec le sang noir amené par les veines de tous les points du corps et qui s'est vicié sur son parcours ; il se produit alors le phénomène de l'hématose, c'est-à-dire la transformation du sang veineux en sang artériel ; celui-là chasse l'acide carbonique dont il s'est chargé et s'empare avidement de l'oxygène inspiré ; ainsi purifié, il court porter la vie dans tout notre organisme. L'analyse quantitative prouve que l'air inspiré contient 20,8 d'oxygène et 0,4 d'acide carbonique, alors que l'air impur expiré renferme 16 seulement du premier gaz et 4,4 du second. Un adolescent d'une constitution normale fait entrer journellement dans ses poumons environ 9.000 litres d'air, ce qui fait une absorption de 20 litres d'oxygène pour 15 d'acide carbonique rejeté. Il est facile de reconnaître, d'après cela, de quelle importance est la pureté de l'air dans l'accomplissement de l'hématose : un air déjà chargé acceptera difficilement, en effet, des éléments nouveaux.

L'air est vicié tout d'abord par les impuretés que nous rejetons de nos poumons, et par les vapeurs, les matières organiques que nous chassons de notre organisme sous forme d'excrétions ou d'évacuations par la peau, les reins et le canal intestinal ; puis aussi, dans nos appartements, par les poussières où se trouvent toujours des parcelles des matières entrant dans la confection des vêtements et des meubles et par les gaz issus des foyers d'éclairage et de chauffage. L'air est encore corrompu dans les villes par l'agglomération des habitants, par la fumée des usines, les détritus de toutes sortes jetés dans la rue, et par les eaux contaminées qui coulent dans les ruisseaux.

A la campagne, l'air, sans cesse renouvelé, est sain et vivifiant ; aussi les médecins y envoient-ils les convalescents, les personnes anémiées ou faibles de constitution : les résultats obtenus à la suite d'une cure d'air sont surprenants. Un séjour sur le bord de la mer offre les mêmes avantages ; considérable est le nombre des enfants scrofuleux que guérit la brise marine, dans les hôpitaux créés sur nos côtes, ceux de Berck-sur-Mer, entre autres. L'aérothérapie est également appliquée avec succès dans certains hôpitaux, à Ormesson (Seine-et-Marne) par exemple, pour le traitement des affections de poitrine.

Le sort des enfants gardés dans les écoles, privés d'air pur et de lumière, a ému les hygiénistes. Leurs plaintes ont été écoutées : les autorités universitaires ont décidé d'exercer la jeunesse à des jeux actifs en plein air pendant les récréations et les promenades. Ces jeux se feront sous la direction du professeur de gymnastique, car le « jeu doit être libre et surveillé », suivant le mot de Mgr Dupanloup, dont le sens n'a pas été compris par certains chefs d'établissements scolaires qui conduisent leurs élèves hors de la ville, sur un terrain dénudé, et les astreignent à jouer tous au même jeu : c'est là un très mauvais procédé, car il n'est pas tenu compte des aptitudes individuelles. Or, il est évident que les enfants n'ont pas tous les mêmes goûts, ni la même constitution physique. Mais, s'il est ridicule d'uniformiser ainsi les jeux, il est nécessaire cependant de les apprendre à l'enfant, qui manque en général d'initiative et qui, faute de savoir, resterait inactif.

*
* *

Il n'est peut-être pas sans intérêt, avant d'entrer dans le détail des jeux qui sont à recommander aux enfants, de montrer en quel honneur les anciens et nos aïeux eux-mêmes tenaient les exercices physiques.

Les Grecs, enthousiastes de la beauté physique, s'efforçaient de la rendre parfaite. A leurs yeux, la Beauté était toujours alliée à la Vertu et au Courage, comme la Difformité était accompagnée du Vice et de la Lâcheté. Ils se réunissaient dans les lieux spéciaux, les palestres, et s'y livraient nus, d'où le mot gymnastique (de *gumnos,* nu), au jet du disque et de la paume, au saut, à la course, à la lutte, au pugilat. La gymnastique était considérée comme faisant partie intégrante de la médecine; les palestres étaient dédiés à Apollon, le père d'Esculape, et les maîtres de palestres portaient le titre de médecins.

Les Romains n'utilisèrent les exercices corporels que dans le but de former de bons soldats.

Le moyen âge fut l'époque des carrousels et des tournois, des joutes à la lance et à l'épée et les jeunes gentilshommes s'y préparaient par des exercices de force et d'adresse : « Il (Gargantua) travaillait en faisant quelque bonne lecture pendant deux ou trois heures... Ce fait, il issait hors et jouait à la balle, à la paume, galantement exerçant le corps comme il avait auparavant l'âme exercé. » (Rabelais.)

Ces mâles plaisirs disparurent avec la chevalerie,

l'éducation devint molle et efféminée et resta telle jusqu'au commencement du XIXe siècle.

Même à cette époque, et pendant tout le règne de Napoléon Ier, les exercices physiques ne prirent qu'une importance relative et seuls furent pratiqués ceux qui étaient utiles à la guerre : la marche, l'escrime et le tir. Les lycées n'étaient que l'antichambre de l'armée. En 1815, après la chute de Napoléon, fut ouvert à Paris le premier gymnase. Son fondateur Cliate ne réussit qu'à... se ruiner. Plus heureux fut, en 1820, un ancien colonel espagnol, Amoros, dont le nom est à retenir comme celui d'un homme qui a fait beaucoup pour la jeunesse et l'adolescence. Son succès encouragea l'État à créer un gymnase militaire dans le parc de Grenelle ; mais c'est en 1840 que l'enseignement de la gymnastique devint obligatoire dans l'armée, et en 1845 que M. de Salvandy, ministre de l'Instruction publique, songea à l'organiser dans les établissements scolaires. Je dis songea à l'organiser et non l'organisa, car rien de sérieux ne fut tenté. M. Duruy prit cette même résolution en 1868, à la suite du rapport établi par une commission d'enquête qu'il avait chargée d'étudier, en Allemagne, en Suède et en Suisse, les programmes de l'enseignement de la gymnastique. Ce rapport concluait formellement qu'à ce point de vue nous étions, vis-à-vis des puissances européennes, dans un état marquant d'infériorité. Hélas, ce rapport eut le sort de tant d'autres ; il fut soigneusement placé dans un carton et... on n'en parla plus. Vint 1870 et la République ; Jules Simon, ministre de l'Instruction publique, s'intéressa particulièrement à la question de gymnastique. « Tout est à créer ! » avoue-t-il, et comme il y avait, selon son expression si juste « un service à rendre aux familles et au pays », il traça un programme et veilla à son application. Désormais, devaient être enseignés dans les écoles les mouvements des membres, la natation et l'équitation, le tir et l'escrime : l'élan était donné. Les ministres qui lui succédèrent, de Caumont, Bardoux, Jules Ferry, Paul Bert, achevèrent de réglementer cet enseignement. Enfin, en 1887, l'Académie de Médecine, consultée, affirma la nécessité des exercices et des jeux de plein air, pour former l'enfant et l'adolescent et en faire un homme.

* * *

Les exercices de plein air ont leurs détracteurs, — n'en est-il pas ainsi de toutes choses? — qui ne nient pas, il est vrai, la nécessité de l'exercice, mais qui ne consentent à en faire que dans les gymnases, les salles d'armes, les manèges. Un refroidissement est si vite pris ! disent-ils. Une conséquence de cette crainte pusillanime a été l'invention de la gymnastique... de chambre. Avec cette méthode, plus de soucis pour les parents : leur garçon, ou leur fille, ne s'enrhumera pas dans la pièce chauffée où il s'exerce, peut-être même est-ce dans la chambre où l'enfant a couché et que l'on s'est bien gardé d'aérer. Or, il est scientifiquement démontré que si l'on se livre à des mouvements violents, la respiration devient plus active, que le cœur bat plus vite et que la quantité de vapeurs dégagées est beaucoup plus grande qu'à l'état de repos. Des expériences ont prouvé que quinze hommes faisant des armes dans un local clos, salle de gymnase ou d'escrime, corrompent l'air autant que le feraient cent personnes assises. Un autre inconvénient de la gymnastique de chambre est de

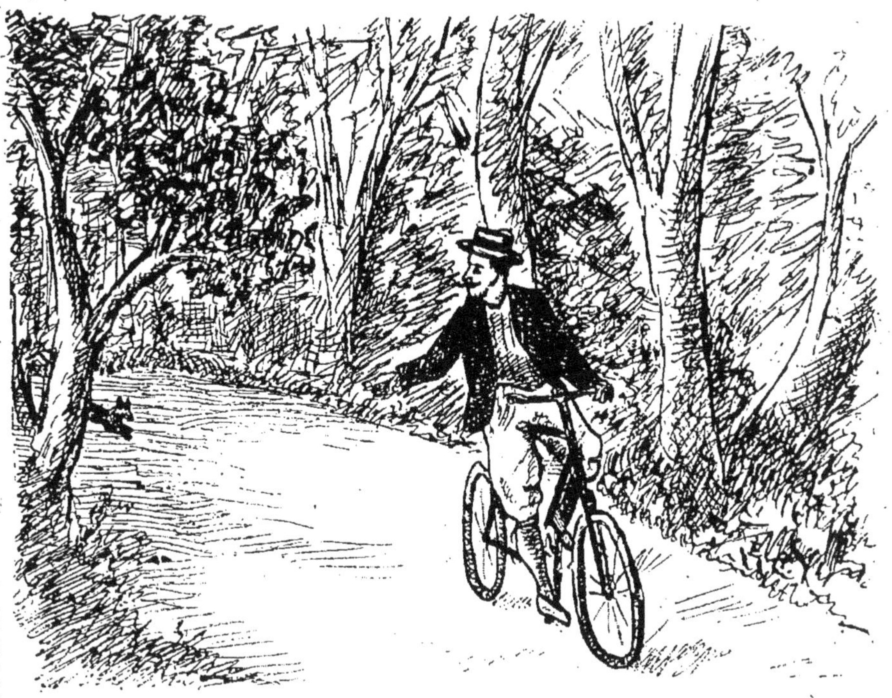

Exercice de printemps.

laisser l'enfant sans direction ; il est donc à craindre qu'il ne fasse des mouvements nuisibles à sa santé. Cet inconvénient disparaît avec la gymnastique scolaire. Mais celle-ci ne plaît guère à l'élève, qui la considère comme un travail imposé, comme une corvée, et l'esquive le plus possible. N'est-ce pas la même chose au régiment ! Combien de soldats ne vont-ils pas « peloter » le sergent pour « couper à la gymne » — termes militaires.

On reproche aux exercices de plein air d'occasionner des affections de poitrine. Ce reproche n'est pas fondé. Les enfants de la campagne bravent toutes les intempéries et n'en sont pas moins bien portants et forts. Continuellement au grand air, ils sont presque insensibles aux refroidissements. « Les maladies sont comme les chiens hargneux ; si l'on court au-devant d'elles, elles reculent ; si l'on fuit, elles vous happent. Faites-moi un garçon avec une bonne mine et des habitudes viriles et moquez-vous des variations de température. » (JULES SIMON.)

Ce qui montre le plus clairement l'inanité de ces objections, c'est le genre de vie des Anglais, amateurs par excellence du grand air et du confort. Bien que leur pays soit pluvieux et brumeux, ils ne pratiquent leurs jeux que dans les parcs, les jardins ou les cours, et leur ardeur pour le foot-ball ou le crocket n'en est pas refroidie. Ils suivent consciencieusement les conseils d'un de leurs grands écrivains, Addison : « Il nous faut fréquemment faire dehors des mouvements et des exercices... Cela amène la fermentation des humeurs, chasse leur surabondance et aide la Nature dans ses secrètes répartitions sans lesquelles notre corps ne pourrait garder sa vigueur, ni notre âme, sa gaieté. »

Si j'approuve fort les Anglais de l'horreur qu'ils ont pour les sports en lieux clos, je ne suis pas cependant un partisan zélé de tous leurs jeux qu'une mode ridicule a mis en faveur en France, et dont quelques-uns, du reste, ne sont que les anciens passe-temps de nos pères. Le *cricket* est notre vieux jeu de paume ; le *lawn-tennis* qui se joue sur un terrain sablé, bien que son nom signifie « paume de pelouse », est la courte-paume de nos ancêtres. Mais il est de si bon genre d'employer des mots étrangers, — souvent à contre-sens ! — et de dire *rounders* pour balle au camp, *quoits* pour palets ou *skittles* pour quilles !

Voilà, je l'espère, l'importance du grand air démontrée. Il me reste à parler des différents exercices et de leurs vertus particulières.

*
* *

Les plus recommandables sont ceux qui, dans le plus court espace de temps, font agir le plus de muscles, comme la natation, le jardinage, le canotage, l'escrime, etc. Je commencerai donc par eux.

Pendant la *nage*, les membres inférieurs et supérieurs se meuvent à la fois, mettent les côtes en jeu et aident ainsi au développement de la poitrine. Le milieu même dans lequel ces mouvements s'effectuent ajoute encore à leur bienfait. Le passe-temps le plus salutaire est, à mon avis, le *jardinage* ; il est excellent pour le corps et combien reposant pour l'esprit ! On s'intéresse à la croissance des graines que l'on a semées ou des sujets que l'on a plantés ; on veille à leur conservation avec un soin jaloux, et, devant un bon résultat, parfois péniblement acquis, on oublie les courbatures et les ennuis qu'il a coûtés. Un autre exercice très hygiénique, c'est l'*escrime* qui donne au corps une grande souplesse, à la démarche, un air fier et libre ; elle est une excellente préparation à la carrière militaire. C'est aussi avec l'épée que l'on venge (?) son honneur outragé. L'escrime développe certaines qualités : la promptitude de la pensée, la rapidité de la décision, la vivacité du coup d'œil.

Que dire de la *danse*, sinon que, bien comprise, elle serait une excellente distraction. Elle fait d'une jeune fille raide et gauche, une personne gracieuse et agile. Selon l'heureuse expression de P. de Saint-Victor, la danse « transforme le corps en lui donnant deux ailes, l'élan et le rythme ». Mais il y a un revers à toute médaille : les bals ont lieu le soir ; le corps est déjà quelque peu fatigué, et il s'accommode fort mal du surcroît d'exercice qu'on lui impose ; en outre, on danse dans des salles surchauffées, peu ou mal aérées, de sorte que cet exercice, excellent en lui-même, devient, dans ces conditions, un danger pour la santé.

Un sport nouveau est entré en vainqueur dans nos mœurs : je veux parler de la pratique de la bicyclette.

La *bicyclette* a été fort discutée, elle a ses fervents adorateurs et ses détracteurs irréductibles, elle ne mérite cependant

> Ni cet excès d'honneur, ni cette indignité.

Les fanatiques de la pédale affirment que ce sport développe tous les muscles à la fois, puisque, tous, en effet, doivent agir ensemble pour permettre au corps de se tenir en équilibre sur une machine aussi instable ; les muscles du dos et des lombes sont mis en mouvement par ceux des bras qui se raidissent ur le guidon ; en outre, la circulation du sang devient plus active et la respiration plus profonde.

Ne compte-t-on pour rien, ajoutent-ils, la volupté de fendre l'air avec la légèreté et la rapidité de l'oiseau! Les ennemis de la bicyclette objectent que cet exercice ne met en jeu que les muscles des jambes, qu'il

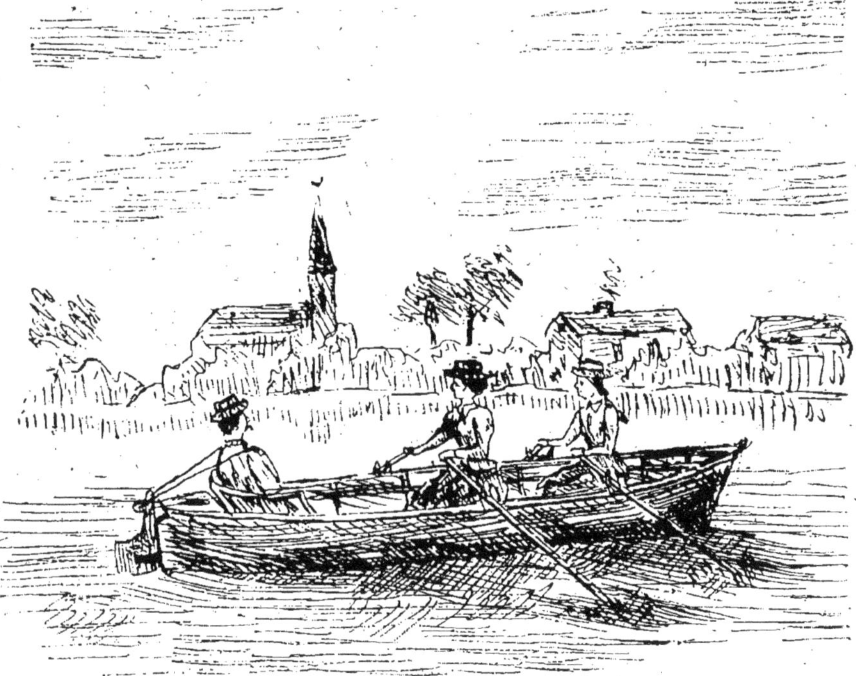

Distraction d'été.

oblige le corps à se tenir courbé en avant, et que cette attitude mauvaise et, aussi, la rapidité de la course, empêchent que la respiration se fasse normalement, d'où des maladies très fréquentes chez les cyclistes, l'hypertrophie du cœur, par exemple. L'opinion des docteurs Tissié, Floël, Jacobs et de beaucoup d'autres, est qu'il ne faut s'adonner à ce sport qu'avec beaucoup de modération : point de courses trop longues ou trop rapides.

L'usage de la bicyclette convient-il aux femmes? La plupart des médecins déclarent que cet exercice ne peut nuire à leur santé. Le gynécologiste Floël, après une série d'observations faites sur 25 dames cyclistes de sa clientèle, a conclu que, sauf une, déjà anémique et dont l'état s'aggrava, toutes se trouvèrent bien de ce sport.

L'usage modéré de la *bécane* peut donc être permis, excepté cependant aux personnes atteintes de maladies de cœur ou d'affections abdominales. Je laisse de côté la question du costume déjà tant discutée ; je dirai pourtant que la jupe même courte, est plus seyante que la culotte.

Très salutaire et très plaisant est le *canotage*. Le maniement des avirons sollicite l'action commune des bras, des jambes, des reins, du corps entier ; l'esprit lui-même ne reste pas inactif, il est sans cesse diverti par l'aspect varié du spectacle qui se déroule devant les yeux.

A ces exercices, il faut ajouter ceux qui, pour n'intéresser que certaines parties du corps, n'en concourent pas moins au bien-être physique général.

En premier lieu, la *marche* qui fait agir les muscles des extrémités inférieures. Pour être bonne, il faut qu'elle ait un but : la visite d'un château, d'une ruine, d'un site remarquable, et qu'elle soit faite sans hâte, avec modération. On ne saurait recommander au même titre la *course* qui impose au corps une fatigue extrême sans aucune utilité pour l'esprit et qui est souvent la cause de palpitations cardiaques. Plus utile est le *saut* auquel il serait bon d'accoutumer les enfants qui, cependant, ne doivent pas s'y exercer seuls au début, car il y a une certaine

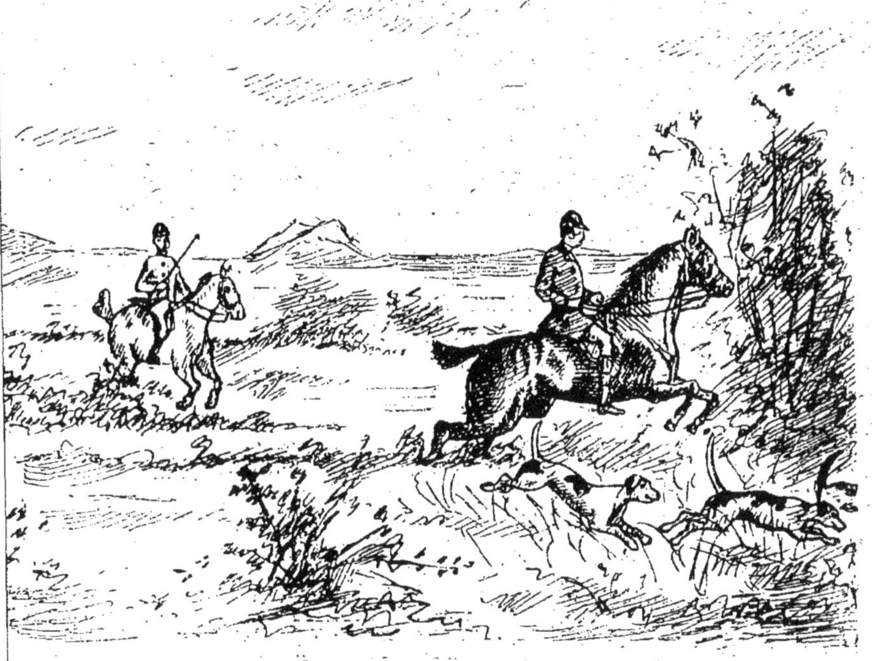

Sport d'automne.

manière de bien sauter et de retomber sans se faire de mal, sur la pointe des pieds et non sur les talons, le corps légèrement penché en avant.

Bien marcher et bien sauter sont des qualités indispensables chez un bon chasseur. La *chasse* unit vraiment l'utile à l'agréable. Rien ne vaut le gibier qu'on a abattu soi-même ! et quel appétit on rapporte d'une « trotte » dans la plaine ou sous bois! Il est vraiment regrettable que ce plaisir ne soit pas à la portée de toutes les bourses. Dans certaines contrées, le gibier traqué est le cerf, le daim que les chasseurs poursuivent au galop de leurs chevaux. Malheur à celui qui n'est pas versé dans l'art de *l'équitation*, il sera vite désarçonné quand sa monture l'entraînera au travers des futaies et des taillis. S'il fait une chute, il en accusera ce sport, cet exercice si propre à fortifier les poumons et à assouplir le corps. Une des distractions attrayantes de l'hiver est le *patinage*. Quelle impression, la première fois que l'on se risque sur la glace qui semble fuir sous le pied ! Puis, l'habitude venue, avec quel plaisir on glisse sur cette surface unie, en coupant l'air vif d'un mouvement gracieux et agile !

J'arrête ici cette énumération. Cependant, en demandant l'indulgence du lecteur, je ne puis me dispenser de dire un mot des *excursions scolaires* qui ont, depuis quelques années, pris une extension méritée. On ne saurait trop les encourager, car elles sont pour les enfants une récompense et un enseignement. Malheureusement un obstacle s'oppose à ce que ces voyages soient organisés partout : ils nécessitent de grandes dépenses. Pour obvier à cette difficulté, pour éveiller les sympathies, il faut l'initiative et le dévouement d'un organisateur compétent et éclairé. Les inspecteurs primaires semblent tout désignés pour cette tâche honorable. Le succès obtenu dans la Marne par M. André, inspecteur primaire, en est une preuve convaincante. Chaque année, par ses soins, et grâce à la libéralité des bienfaiteurs qu'il a su grouper autour de lui, de nombreuses caravanes d'enfants vont visiter les villes et les contrées voisines, intéressantes au point de vue historique, commercial ou industriel. Au

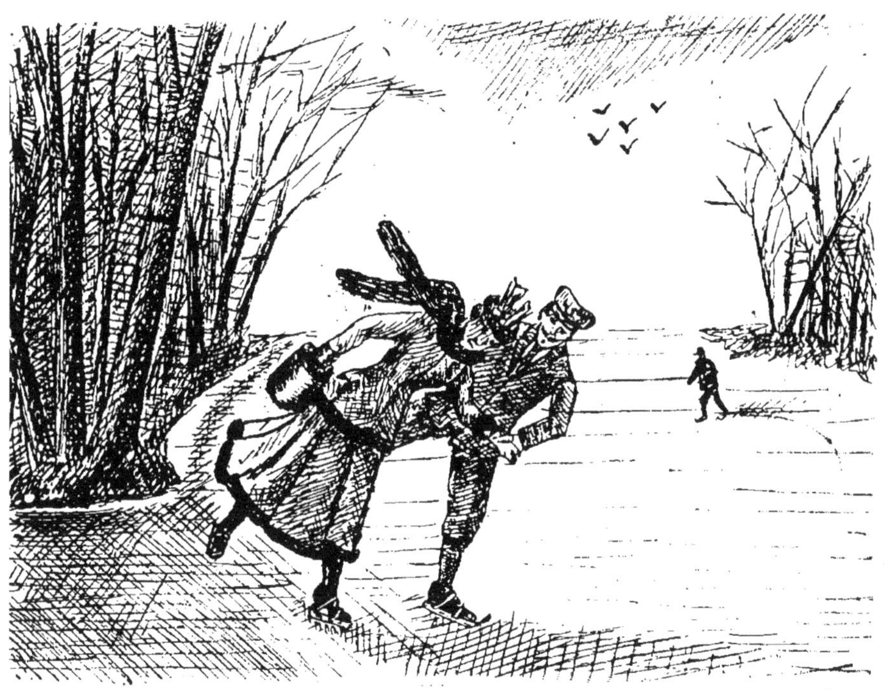

Plaisir d'hiver.

retour de leur excursion, les enfants ont à présenter un court rapport sur ce qui les a le plus frappés. Ces petits travaux sont souvent accompagnés de reproductions photographiques, tant il est vrai que la *photographie* est entrée dans nos mœurs, avec juste raison d'ailleurs, car elle est une cause d'excursions, et par là, une véritable excitation au mouvement : l'amateur ne connaît plus d'obstacles lorsqu'il s'agit de « tirer » un point de vue ; il va, il monte, il grimpe, sans souci de la fatigue, ne songeant qu'au plaisir d'avoir son cliché.

*
* *

Aux médecins et aux hygiénistes qui s'efforcent de convaincre les parents de la nécessité des exercices physiques, beaucoup répondent par ces mots : « Je n'ai pas l'intention de faire de mon fils un athlète. » Ils montrent, en parlant ainsi, qu'ils ignorent complètement ce qu'étaient les athlètes.

Ces mercenaires formaient dans la société une caste à part; ils recevaient une éducation particulière dans le but unique de figurer, les jours de fête, dans les cirques, et de s'y livrer à des combats sanglants. L'habitude des exercices violents leur faisait envisager la mort sans aucune crainte, et c'est d'un cœur et d'une voix tranquilles, qu'avant de combattre ils criaient à l'empereur :

César, ceux qui vont mourir te saluent.

La civilisation a fait disparaître ces spectacles cruels et ces gladiateurs barbares. Il ne saurait donc être question de les faire revivre.

Ce que l'on désire, c'est voir l'enfant devenir un homme fort, afin qu'il puisse lutter avantageusement pour la vie et surmonter les obstacles, s'il en rencontre sur sa route. « Tête forte et bon bras » doit être la devise des nouvelles générations.

Quels avantages l'enfant ne retirera-t-il pas d'une éducation poussée dans ce sens ! En même temps qu'il acquerra la robustesse et la souplesse des membres, en lui se développeront le sang-froid, la résolution et l'énergie. Echapper au péril lui sera chose aisée, s'il sait sauter un fossé, escalader un mur, traverser un cours d'eau. L'éducation physique est donc le complément nécessaire et indispensable de l'éducation intellectuelle : c'est ce qu'a si bien exprimé le poète Jean Aicard dans ces vers adressés à un jeune écolier :

> Sache tenir, s'il faut, un sabre de bataille,
> Mais studieux le soir, actif dès le matin,
> Sache bien qu'un enfant qui veille et qui travaille
> Prépare au monde entier sa gloire et son destin.

Grâce à une éducation ainsi comprise, l'enfant deviendra un homme fort, au besoin capable de remplir dignement la mission que l'Humanité et le Patriotisme lui imposent, mission d'abnégation et de courage : lutter héroïquement pour son pays, et sauver du péril son semblable.

HYGIÈNE SOCIALE

ABSINTHE ET ABSINTHISME

Je regardais tout dernièrement un tableau mural d'une vérité saisissante et suggestive. Au premier plan, un homme, en proie à une hallucination, étend les bras en avant, comme pour repousser un ennemi qui s'avance ; les yeux sont hagards, la prunelle toute grande dilatée, le visage horriblement contracté. Au second plan, un vieillard, assis par terre, essaye de se camper solidement, en s'étayant de ses bras, tandis que, recroquevillé, un autre le contemple d'un air béat. Au fond, des gens marchent à quatre pattes ; d'autres gesticulent comme des déclamateurs emportés ou de fougueux démagogues.

Vous avez reconnu, dans ces malheureux, des aliénés, des victimes de l'alcool, et particulièrement de l'absinthe.

Parfois, dans la rue, vous voyez un attroupement ; vous vous approchez : au milieu du cercle, par terre, un homme s'agite convulsivement ; le visage est grimaçant, les paupières clignotent, les mâchoires s'entrechoquent, une salive teintée de sang par la morsure de la langue souille les lèvres, les jambes sont secouées par des mouvements incessants, la respiration est anxieuse : c'est un buveur d'absinthe.

Tel de ces malheureux avait commencé par ne prendre qu'une seule « verte ». Un jour, une occasion extraordinaire, — les ivrognes en ont toujours, — voulut qu'il en prît plusieurs de suite et qu'il oubliât le chemin du logis et de la table. Les occasions se répétèrent ; et peu à peu notre homme allongea si bien cette heure de l'apéritif, que la durée du jour ne lui a plus suffi. L'abrutissement, la folie, le crime, tel est le terme où il est fatalement arrivé.

Et dire qu'on ne peut plus vivre sans *l'apéritif!* Car il est bien entendu aujourd'hui — n'est-ce pas ? — « qu'un homme qui se respecte » ne saurait se dispenser de s'offrir, avant le déjeuner et le dîner, le Pernod, le vermouth ou l'amer.

Je ne plaisante pas ! Hélas !... Du haut en bas de l'échelle sociale, l'habitude est devenue, comme on dit, une seconde nature, et, paraît-il, ni le pauvre, ni le riche ne pourraient manger convenablement, sans avoir humecté d'absinthe leur tube digestif. A Paris, dans certains quartiers, des femmes et des enfants hument la « bleue » avec une crânerie vraiment stupéfiante.

Or, qu'y a-t-il dans ce liquide aux reflets tantôt glauques, tantôt opalins, pour lequel le buveur a le tendre regard d'un amant pour sa maîtresse ! Un poison qui, directement ou indirectement, détruit le tissu actif des organes. Il abolit le sens du goût et irrite la gorge ; il ulcère l'estomac, donne au foie et au cœur un accroissement anormal, cause dans les bronches de graves lésions et entrave le fonctionnement des reins ; enfin il ramollit et paralyse le cerveau.

« Diable ! me dit un ouvrier à qui je faisais naguère cette lugubre énumération, parce que je sirote gentiment ma petite bobinette tous les jours (excusez le pittoresque de son langage) je... j'aurais... moi, ramolli !... jamais ! » Et il me quitta en haussant les épaules. Que de gens s'écrient comme lui : « Bah ! pour une par jour... » Préjugé spécieux, mais bien dangereux : quoique lente, l'intoxication est toujours réelle. Il entre, en effet, dans la composition d'un litre d'absinthe une certaine quantité d'alcool dont le degré varie avec la qualité de la liqueur, et des essences toxiques de *grande* et de *petite absinthes*, d'*anis vert*, de *badiane*, de *fenouil*, d'*hysope*, de *menthe* et d'*angélique*.

On distingue quatre sortes d'absinthe dans lesquelles ces différentes essences sont dans les proportions suivantes :

	Alcool	Esssences diverses
Absinthe ordinaire.........	14 centil.	0 gr. 03
— demi-fine.........	15 —	0 04
— fine..............	20 —	0 08
— suisse............	24 —	0 08

Voici les quantités des diverses substances qui entrent dans la composition de l'absinthe la plus fréquemment employée :

Alcool à 70°........................	1 litre
Essence d'anis......................	6 grammes
— d'absinthe....................	2 —
— de badiane....................	1 —
— de coriandre..................	2 —
— de fenouil....................	2 —
— de menthe.....................	1 —
— de mélisse....................	1 —
— d'hysope......................	1 —
— d'angélique...................	1 —

Otez la menthe et l'angélique, qui sont à peu près inoffensives, il ne reste que des substances toxiques.

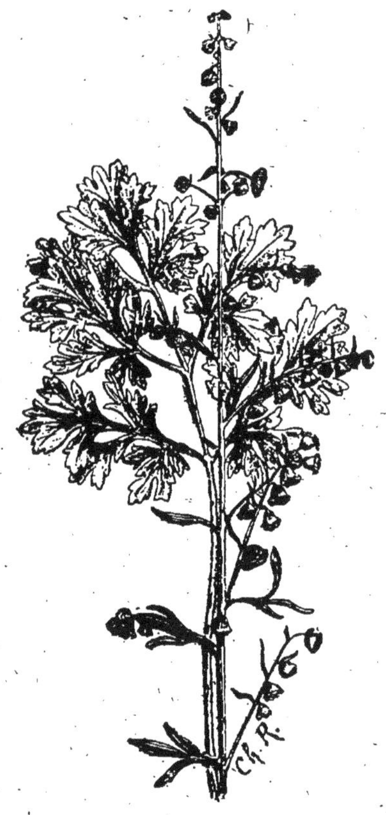

Grande absinthe.

L'essence de grande absinthe a des propriétés *épileptisantes*. « Après une injection de 2 grammes d'essence d'absinthe dans l'estomac d'un chien, celui-ci fut pris d'attaques épileptiques suivies de légère hébétude. Il revint bientôt à lui et semblait guéri, lorsque tout à coup il se dresse sur ses pattes, le poil hérissé, l'aspect féroce, les yeux injectés et brillants. Il fixe le regard vers un mur complètement nu, fléchit sur ses pattes de devant, avance, recule, aboie avec rage, et se livre à un combat furieux contre un ennemi imaginaire qu'il mord dans le vide. » (Dr LABORDE.) Et toujours l'absinthe, à ces doses pourtant si légères, produit sur les animaux de tels effets; c'est que son essence agit à la fois sur la moelle épinière et sur la moelle allongée.

C'est l'essence d'anis, notamment, qui modifie le caractère de cette catégorie d'ivrognes, et qui les rend, quand ils ne le sont pas naturellement, sombres et tristes. Les essences d'hysope, de badiane, de fenouil sont aussi pernicieuses : 25 gouttes d'essence d'hysope amènent la mort ; 40 d'essence de badiane ou de fenouil mettent la vie d'un homme en danger. Quant à l'alcool, il agit sur les artères et sur les glandes : les unes perdent leur élasticité, les autres ne donnent plus qu'un liquide sans vertu.

Ainsi *toutes* les matières entrant dans la composition de l'absinthe s'unissent pour former un *poison* qui tôt ou tard, ne laisse dans l'organisme du buveur aucune partie intacte et inaltérée.

Ce n'est pas quelques pages qu'il faudrait écrire sur l'absinthe et l'absinthisme, c'est un livre. Mais ce livre a été fait plus d'une fois déjà, par des hommes devant la compétence desquels nous n'avons qu'à nous incliner. Il y exposent non seulement l'action produite par l'absinthe sur l'organisme et les maladies qu'elle entraîne, mais encore les déplorables conséquences morales et économiques de l'absinthisme.

En tête de ces ouvrages si instructifs et si intéressants, inspirés par la philanthropie la plus sincère, peuvent être inscrits, en épigraphe, ces vers du fabuliste :

> Un mal qui répand la terreur,
> Mal que le Ciel, en sa fureur,
> Inventa pour punir les crimes de la terre....

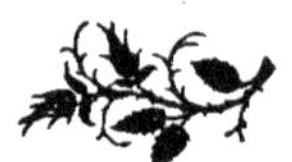

SURMENAGE INTELLECTUEL

Le mot *surmenage*, perdant sa signification première, sert aujourd'hui à désigner l'excès de fatigue physique et intellectuelle auquel sont soumis les enfants dans les établissements scolaires.

Cet excès de fatigue a pour conséquences une dégénérescence générale du corps et un affaiblissement plus ou moins marqué des facultés de l'esprit.

Déjà, en 1866, Victor de Laprade, dans l'*Éducation homicide, plaidoyer pour l'enfance*, s'était élevé contre la sédentarité funeste imposée aux jeunes gens. Rappelant que les collèges avaient été créés, au moyen âge, par les moines, il les montrait toujours régis par des règles monacales : « le travail forcé, la récréation insuffisante, l'immobilité absolue, enfin la claustration et l'oubli des soins du corps. »

Les doléances du poète-académicien n'émurent guère l'opinion publique. Et si, en 1870, quelques modifications furent apportées dans les règlements universitaires ce fut en vue d'améliorer les méthodes d'enseignement et non d'alléger les programmes.

En 1888, la question de la surcharge scolaire ou du surmenage, pour employer le mot à la mode, fut portée à la tribune par Mgr. Freppel, évêque d'Angers, qui accusa le ministre, — mais, en réalité, le système d'éducation tout entier, — de surexciter, aux dépens du reste de leur organisme, le système nerveux des enfants : « Vous amenez ainsi, par voie de conséquence, la langueur et l'inertie des fonctions digestives, les troubles de la vue, les déviations et les déformations de la taille, la méningite, l'anémie et la phtisie. » Il concluait durement : « En un mot, vous préparez des populations étiolées, rachitiques, sans force et sans vitalité. »

Peu après, au Sénat cette fois, M. Bardoux se plaignait du développement donné aux programmes. L'Académie de médecine ne pouvait rester indifférente : elle confia le soin de faire une enquête à une commission composée des docteurs Larrey, Bergeron, Dujardin-Beaumetz, Proust. Le Dr Lagneau émit, au nom de la commission, le vœu d'une réforme radicale dans l'organisation de l'enseignement.

Je crois inutile d'insister sur la nature des misères qui, d'après le rapport des docteurs chargés de l'enquête, accablent, plus ou moins, la jeunesse studieuse : elles ont été nettement définies plus haut dans l'extrait du discours de l'évêque d'Angers.

Elles sont attribuées à trois causes différentes que j'étudierai séparément : le séjour dans les grandes villes, la sédentarité et l'excès de travail.

*
* *

Les établissements d'enseignement secondaire,

laïques ou congréganistes, sont, pour la plupart, établis dans les villes d'une certaine importance. Il ne saurait en être autrement, car la majorité des élèves qui les fréquentent est formée d'externes. L'expérience, d'ailleurs, l'a prouvé. Il y a quelques années un lycée fut créé dans la banlieue de Paris, au milieu d'un parc immense et dans des conditions d'hygiène parfaites : on eut la plus grande difficulté à le peupler.

L'installation, à la campagne, des lycées et des collèges, nécessiterait, en outre, une dépense considérable et les impôts, déjà excessifs, en seraient d'autant augmentés.

Les établissements nationaux d'enseignement sont déjà une lourde charge pour le contribuable. Il n'est pas hors de propos, ici, de rappeler qu'un élève non boursier verse à peine la moitié de ce qu'il coûte. M. Burdeau, l'a démontré à la Chambre : « L'externe qui paye 300 fr. et se croit quitte, en coûte 660 aux contribuables ; l'interne qui en paie 1200, reçoit pour 2600 fr. d'instruction et d'entretien. » Or, il ne faut point songer à augmenter le prix de la pension. M. Spuller, qui avait eu l'idée de le faire, s'est vu injustement soupçonné d'être hostile à l'instruction et accusé de faire le jeu des institutions religieuses.

Il est encore un obstacle avec lequel il faut compter : les villes ne se verraient pas sans un vif déplaisir privées de leur lycée ou de leur collège, qui est pour elles une source assez appréciable de revenus.

Plus pratiques sont les derniers moyens préconisés : augmenter le nombre des établissements scolaires nationaux et ne recevoir dans chacun d'eux que le nombre d'élèves en rapport avec l'espace dont on dispose ; laisser où ils sont les lycées actuels, mais n'y recevoir que des externes et installer les internes à la campagne, à proximité des villes.

De la sorte, l'air et le soleil ne feraient pas défaut aux enfants et ceux-ci, selon l'exacte expression du professeur Michel Peter, ne rumineraient plus pendant de longues heures l'air vicié et rare d'une salle trop étroite.

Les lycées ne seraient plus ces sombres et tristes bâtiments, où l'enfant n'entre qu'à contre-cœur, où sa gaieté naturelle ne peut se manifester et où, enfin, il s'étiole.

* * *

Le régime de l'internat impose à l'enfant une moyenne de onze à douze heures de classes et d'étude par jour et ne lui accorde que deux petites heures de récréation : on n'a pas manqué de s'élever contre cette disproportion entre les heures de travail et les heures de repos, disproportion qui est une conséquence naturelle de l'internat. Les élèves des écoles primaires et les externes des établissements d'enseignement secondaire, en effet, ne sont pas astreints à une aussi pernicieuse sédentarité.

Les deux heures de récréation accordées aux internes sont encore écourtées par des leçons de musique ou des leçons particulières et par des appels plus ou moins fréquents au parloir et quelquefois aussi par des punitions. En supposant même qu'elles lui soient laissées intactes, elles ne sont pas suffisantes pour lui permettre de prendre un exercice nécessaire à sa santé, ni pour « dérouiller » ses membres ankylosés par plusieurs heures d'immobilité absolue, ni même pour reposer son esprit fatigué par une application soutenue.

Il ne saurait cependant être question d'augmenter la durée ou la fréquence des récréations proprement dites : le remède serait insuffisant. Ces instants de liberté relative sont mal utilisés par les élèves qui préfèrent au jeu une promenade autour de la cour, ou une causerie plus ou moins sérieuse. Aussi serait-il préférable que l'escrime, la natation, l'équitation et la gymnastique devinssent obligatoires. J'ai dans une autre causerie, insisté sur ce point et montré l'heureuse influence de ces exercices physiques sur la santé et le moral de l'enfant [1]. Je n'y reviendrai donc pas. Cependant je dois avouer que certains hygiénistes montrent des prétentions trop exagérées, lorsqu'ils demandent que ces exercices figurent dans les programmes des divers examens. Ce qui est logique pour les concours d'admission aux écoles Polytechnique et de Saint-Cyr ne le serait plus pour les examens du baccalauréat : il faut bien admettre, en effet, toute question de surmenage écartée, que les enfants n'ont pas les mêmes aptitudes physiques.

Cette restriction faite, on ne peut qu'approuver la réglementation de ces exercices. Les rendre obligatoires et *attrayants* est la seule façon d'amener les enfants à y prendre goût et à ne plus les considérer comme un travail monotone et *inutile*.

1. L'Éducation physique.

*
* *

Reste la question la plus importante, celle qui est le fond même de la discussion.

Les programmes sont-ils trop chargés ou non? Peut-on les alléger?

Le cercle des connaissances humaines s'étend sans cesse et les travaux de chaque génération viennent accroître l'héritage intellectuel légué par les générations précédentes. L'éducation, chez les peuples primitifs, se bornait à l'enseignement des moyens propres à assurer l'existence : lutter contre les animaux et s'en rendre maître, résister aux ennemis et les vaincre. L'éducation était toute physique, et elle persista telle jusqu'au moyen âge. A cette époque, l'invention des canons et la découverte de l'imprimerie achevèrent l'œuvre commencée par le christianisme : la domination de la matière par l'esprit, la soumission de la force brutale à la puissance intellectuelle. Les plaisirs violents, les jeux guerriers sont en partie délaissés ; le goût des arts renaît et ce n'est plus seulement à l'ombre des cloîtres que les belles-lettres sont cultivées. L'Église songea à faire son profit de cette révolution qui s'opérait dans les mœurs et à laquelle elle ne pouvait s'opposer. Voulant rester maîtresse des esprits et les former à sa guise, elle créa les collèges où furent enseignés les lettres, le latin et le droit juridique, etc., puis, au XVIe siècle, les éléments du grec et quelques théorèmes de mathématiques tirés des *Éléments* d'Euclide. Les collèges n'étaient guère fréquentés que par les jeunes gens que leur rang ou leur fortune destinait aux emplois et aux dignités.

Peu à peu, grâce aux perfectionnements sans cesse apportés à l'imprimerie, les livres, rares d'abord, devinrent assez communs et les esprits curieux ou avides de science les commentèrent et les complétèrent, enrichissant ainsi et graduellement le domaine de la pensée humaine du fruit de leurs propres recherches. A la fin du XVIIIe siècle, les encyclopédistes attaquèrent le vieux système d'enseignement : l'histoire naturelle, les sciences, la physique, la chimie prirent un essor incroyable.

Ce sont toutes ces richesses, condensées et classées, que les éducateurs ont mission de faire connaître, comprendre et aimer : mais qu'ils se gardent bien de dépasser la mesure, ils tomberaient dans l'excès opposé à celui qu'ils reprochent aux anciens et développeraient l'esprit au détriment du corps.

Les connaissances humaines se divisent en branches nombreuses, mais qui se complètent ; c'est pourquoi les programmes doivent les embrasser toutes, mais sans exagération et dans une mesure variable, selon le but proposé. Les programmes sont donc relativement chargés ; aussi, pour se les assimiler, les bons élèves se fatiguent, et les paresseux se dérobent. Parmi les premiers, il est une distinction à faire : les uns, à l'intelligence prompte et à la mémoire heureuse, supportent, sans trop s'en ressentir, le poids des études ; les autres, d'aptitudes moins développées, et ils sont nombreux, ont les plus grandes difficultés à atteindre le résultat qu'ils se sont proposé, — quand ils l'atteignent. Ces derniers souffrent, il est vrai, mais peut-il en être autrement? La faute, si faute il y a, ne doit pas retomber sur les éducateurs, mais sur les parents, qui, voulant « pousser » leurs fils vers des carrières déjà encombrées, les condamnent à des travaux au-dessus de leur intelligence.

Je reviens aux jeunes gens qui échappent par la paresse ou l'indifférence à tous les efforts des professeurs. Leur résistance à la sollicitation des maîtres n'est pas toujours le fait d'une indolence native; souvent elle est la suite du découragement, et il est permis de croire qu'un enseignement plus habile et plus humain aurait tiré parti de ces esprits rebutés, mais non rebelles. C'est à leur intention que diverses modifications furent apportées, à plusieurs reprises, aux règlements universitaires. Deux de ces modifications méritent d'être mentionnées.

Pour donner satisfaction aux parents qui désiraient assurer à leurs enfants un degré d'instruction assez élevé, sans toutefois vouloir les appliquer à l'étude des langues mortes, l'enseignement spécial fut créé (1865) et fut tout de suite en faveur. Mais, après quelques années d'expérience, on jugea qu'il n'était pas encore assez pratique ni assez accessible et il fut remplacé par l'enseignement moderne actuel, mieux vu des parents et qui prépare efficacement aux administrations publiques et aux divers emplois du commerce et de l'industrie.

L'enseignement moderne marche de pair avec l'enseignement classique ; ils ont tous deux la même importance.

Je suppose, maintenant, que l'on puisse alléger les programmes. Quelles sont les matières qui en seront écartées ou seulement diminuées ?

Il est impossible de réduire plus qu'il ne l'est l'enseignement des langues mortes à moins de renoncer complètement à l'étude du latin et du grec, ce que l'on ne peut raisonnablement désirer.

On ne saurait toucher non plus aux langues vivantes, car il n'est pas de pays en Europe où elles soient aussi négligées que chez nous, bien que leur utilité s'affirme de plus en plus.

Borner l'enseignement de l'histoire à l'étude des temps modernes et contemporains, il n'y faut pas songer. Ce serait rendre incomplète et incompréhensible la littérature classique : c'est par l'étude de l'histoire des peuples que l'on suit le développement de la civilisation humaine.

Quant à l'étude de la géographie, il ne peut venir à l'idée de personne de la restreindre, surtout en ce siècle d'activité commerciale. D'ailleurs la part qui lui est faite dans les programmes est déjà insuffisante : chez la majorité des jeunes gens, les noms géographiques, même importants, n'éveillent au plus qu'un souvenir confus.

Restent les sciences.

Les sciences définissent notre nature même ; elles expliquent et commandent nos actions physiques ; elles offrent à notre faiblesse le moyen de surmonter les obstacles que les objets inanimés opposent à notre activité, et elles nous permettent d'assouplir la matière inerte pour la faire servir à nos besoins ou à nos plaisirs. Enfin, elles déterminent nos rapports matériels avec la création, comme les lettres règlent nos relations avec le Créateur et avec notre semblable, fait à son image.

Toutes ces connaissances, sciences et lettres, se complètent les unes par les autres. « La véritable culture intellectuelle a quelque chose d'encyclopédique. N'est-il pas humiliant, pour un homme instruit, de ne pouvoir déterminer la surface d'un champ dont on lui donne la longueur et la largeur, de prendre un homard pour un poisson, de confondre une planète avec une étoile ? » (Raoul Frary.)

L'utilité des sciences étant admise, il est permis de se demander si l'enseignement en est fait d'une manière rationnelle. A mon avis, leur étude ne devrait être commencée qu'assez tard, en raison de la maturité d'esprit et de l'attention soutenue qu'elle exige. Or, il n'en est pas ainsi, et c'est là la seule objection que j'aie à formuler contre les programmes actuels, en ce qui concerne les sciences.

Toutes les matières enseignées étant indispensables, il en résulte que l'allégement des programmes est chose difficile ; il l'est d'autant plus que, tels qu'ils sont, ils répondent aux désirs des parents et à leurs ambitions.

Les établissements d'enseignement secondaire ne sont, en effet, que la préparation aux carrières libérales qui ne s'ouvrent guère que par voie de concours et qui sont de plus en plus encombrées. La nécessité d'un choix entre des concurrents nombreux et bien préparés est la seule cause du surmenage, et il est à craindre que rien ne pourra la faire disparaître. L'allégement des programmes d'examen ne changerait en rien la situation : les candidats consacreraient à la préparation parfaite du programme réduit tout le temps qu'ils emploient actuellement à l'étude plus ou moins approfondie des innombrables connaissances sur lesquelles ils sont interrogés.

En outre, le surmenage n'est pas imposé, il est volontaire et ne se manifeste que l'année qui précède l'examen ou le concours. Les jeunes gens qui veulent « percer » s'astreignent alors, sans qu'il soit besoin de les y contraindre, à un travail qui surpasse leurs forces ; tout instant qui n'est pas consacré à l'étude leur semble perdu : ils sont résolus à ne se reposer que lorsqu'ils auront réussi, ou lorsqu'ils auront renoncé à la lutte.

Pour ceux-là, il n'est rien à tenter en vue d'améliorer leur sort et je crois même qu'il serait mal venu auprès d'eux, celui qui leur conseillerait de perdre un peu de ce temps qui, à leurs yeux, a une telle valeur. La situation restera donc la même tant qu'il y aura des examens, c'est-à-dire toujours. Mais, si l'on ne peut venir en aide aux jeunes gens qui en sont à la période critique de la lutte pour le diplôme, on peut leur en rendre les fatigues moins meurtrières. Il suffit pour cela d'écarter d'eux, dès qu'ils fréquentent les écoles, toutes les causes qui entravent leur développement normal et qui, par conséquent, leur enlèvent une partie des forces qui leur seront plus tard si nécessaires.

Certains hygiénistes ont qualifié d'homicide le régime scolaire actuel : c'est une exagération. L'organisme de l'enfant et de l'adolescent offre une admirable flexibilité et présente une force de résistance incroyable. Mais si les élèves résistent pour la plupart, ils sont tous atteints, plus ou moins. Les statistiques des conseils de révision montrent que l'on compte plus de cas d'exemption parmi les jeunes gens ayant fait de fortes études que parmi ceux qui n'ont fréquenté que l'école primaire. Je crois, cependant, que le surmenage n'est pas le seul coupable et qu'il faut en accuser aussi quelque peu la précocité plus grande des jeunes diplômés qui, habitant une ville d'une certaine importance et appartenant à des familles riches ou relativement aisées, usent trop tôt des plaisirs réservés ordinairement aux individus d'un âge plus avancé !

Quoi qu'il en soit, les craintes exprimées par les médecins sont légitimes, et il serait coupable de ne point mettre à profit les excellents conseils que leur dictent leur expérience et leur amitié pour la jeunesse.

Je ne me suis occupé que de la situation faite aux garçons dans les établissements d'enseignement secondaire. Je pouvais laisser de côté les élèves des écoles primaires, qui sont tous externes et qui ne souffrent pas du travail, plutôt insuffisant, qu'on exige d'eux. Je n'ai pas cru devoir parler non plus des jeunes filles, bien que pour elles, un travail trop soutenu soit doublement nuisible, parce que je considère qu'elles bénéficieront de toutes les améliorations qui seront apportées dans le sort de leurs « camarades » des lycées.

*
* *

La première réforme à exiger est relative à l'âge

d'admission des enfants dans les collèges et établissements similaires. Jusqu'à leur dixième année, il serait à désirer qu'ils ne fréquentassent que l'école primaire et qu'ils demeurassent sous la tendre surveillance des mères auprès de qui, seulement, ils trouvent tous les soins et toutes les attentions que nécessite leur faiblesse. Le professeur Fonssagrives, de la Faculté de Montpellier a nettement dit : « *L'enfant travaille trop tôt; il travaille trop ; il travaille mal ; il travaille dans de mauvaises conditions d'hygiène.* »

A dix ans, l'enfant serait admis dans les lycées, comme interne ou comme externe, pour y commencer des études sérieuses.

La durée des classes serait variable, et en rapport avec l'âge de l'enfant.

Chaque classe serait suivie d'une récréation prise au grand air, dans de vastes cours, et que rien ne viendrait écourter, ni leçons particulières, ni parloir, ni punitions.

Quelques heures par semaine seraient consacrées aux exercices du corps rendus obligatoires, qui sont nécessaires pour contre-balancer les effets débilitants du travail intellectuel. Ces exercices comprendraient non seulement la gymnastique, mais encore l'escrime, le tir, l'équitation et la natation.

Une limite d'âge serait imposée pour l'admission dans les différentes classes.

La limite minimum d'âge pour l'obtention des brevets et des diplômes serait reculée ainsi que celle pour l'admission dans les écoles spéciales du gouvernement.

Enfin, une plus grande souplesse serait donnée aux programmes : une distinction serait faite entre les connaissances obligatoires et les connaissances facultatives ; à partir d'un certain niveau, commun à tous les élèves, il serait, selon la remarque déjà faite en 1847 par Saint-Marc Girardin, organisé « des cadres d'enseignement entre lesquels les élèves pourraient se répartir, suivant les besoins de leur profession à venir. »

Ce point mérite d'attirer l'attention, car c'est là certainement qu'est le remède.

La masse des connaissances humaines augmentant toujours, il devient nécessaire de choisir celles à la culture desquelles on se limitera, d'apporter dans l'étude, la loi de la division du travail et de se borner à une *spécialité*. « L'unité absolue du type classique, tel qu'il a été compris depuis le xvie siècle, dit M. Gréard, l'éminent Recteur de l'Académie de Paris, ne répond plus au développement du savoir et des idées. La diversité s'impose aujourd'hui à notre éducation, si l'on ne veut pas qu'à force de vouloir tout étreindre, elle arrive à ne plus embrasser rien du tout. La seule manière d'établir l'égalité entre les enseignements, c'est de leur constituer un domaine propre. »

Arrivé à un certain âge, l'élève, selon le désir de ses parents, ou plutôt selon les aptitudes que ses professeurs lui auraient reconnues et selon sa vocation personnelle, choisirait celui des enseignements qui conviendrait le mieux à ses vues. Il ne courrait ainsi pas le risque de consacrer vainement son temps et ses efforts, à la poursuite d'une situation peu en harmonie avec ses facultés ou ses goûts.

*
* *

Telles sont les réformes les plus urgentes qu'il importe d'apporter dans le régime scolaire actuel.

Elles n'ont rien d'excessif et elles ne rencontreront certainement aucune opposition de la part du corps enseignant, que rien de ce qui intéresse le bonheur de la jeunesse ne laisse indifférent et qui n'est rien moins que routinier.

Si Jules Simon a cru devoir dire en 1874 que « l'Université ne se dérange pas facilement de ses habitudes » c'est qu'il n'avait peut-être pas saisi combien la situation de l'Université est difficile au milieu des sollicitations de toutes sortes dont on l'accable, et combien grand est son embarras à la vue des projets les plus contradictoires qui lui sont présentés. De plus, comme le fait remarquer M. Jules Rochard, elle n'est pas la maîtresse absolue de l'enseignement, les écoles spéciales ne sont pas dans ses attributions. « Saint-Cyr et l'École polytechnique dépendent du ministère de la Guerre, et l'École navale de celui de la Marine. Or, quand il faut qu'une entente s'établisse entre trois départements ministériels, lorsqu'on entre dans la voie des commissions mixtes, on n'en sort pas et on n'arrive à rien. »

Du reste, l'Université est d'elle-même entrée dans la voie du progrès en ouvrant largement la porte aux exercices physiques. N'est-ce pas là une manifestation sérieuse du souci qu'elle a du bien-être moral et physique des enfants qui lui sont confiés ?

LES PLANTES VÉNÉNEUSES

LE DATURA. — LA CIGUË

Il semble que Dieu nous continue ici-bas l'épreuve qu'il fit subir au premier homme en lui défendant de toucher à certains fruits ; malgré tant de siècles écoulés depuis le jour où Ève perdit Adam, nous n'avons pas gagné en sagesse, puisque nous ne savons pas encore résister au désir de goûter aux fruits défendus, seraient-ils même nuisibles.

Nous devrions, cependant, être frappés des exemples fréquents d'empoisonnement par les fleurs et les fruits de certaines plantes vénéneuses. Presque chaque jour, en effet, nous voyons des victimes nouvelles de plantes qui, souvent, cachent les propriétés funestes de leurs fleurs et de leurs fruits sous le parfum le plus suave ou l'apparence la plus séduisante. Je citerai, entre autres, le *Datura Stramonium*. On se souvient encore de la pénible émotion soulevée par l'empoisonnement, à Fives-Lille, de six enfants qui avaient mangé des baies de datura. Je connais, pour ma part, bon nombre d'accidents dus à cette solanée.

Je me rappelle qu'à Nîmes, je vis un jour un

attroupement devant une pharmacie : il s'agissait de trois enfants trouvés malades dans la rue. J'entrai en même temps que le docteur appelé en toute hâte. Celui-ci reconnut à quelques symptômes, l'empoisonnement, soit par le datura, soit par l'atropine, soit par la belladone ; les symptômes s'accentuant, il put bientôt se convaincre qu'ils étaient causés par le datura : dilatation énorme de la pupille, nausées, sécheresse de la bouche et de la gorge, constriction du pharynx, accélération du pouls, irrégularité des battements cardiaques, hallucinations continuelles, respiration haletante, puis refroidissement ; tels sont, en effet, les signes caractéristiques de l'empoisonnement par cette plante. Et malgré tous les contre-poisons, malgré l'assiduité de ses soins, le docteur ne put empêcher, pour l'un des enfants, le coma mortel. Le pauvre gamin avait sans doute absorbé une dose plus forte de poison qui l'eût laissé, du reste, s'il avait échappé à la mort, pendant plus d'une année affligé d'obscurcissement de la vue, d'amnésie et de tremblement des jambes. Une enquête fit connaître les causes de l'accident. Cette histoire mérite vraiment d'être rapportée, car elle contient un enseignement.

Une dame avait sur son balcon un magnifique datura qu'elle ne manquait jamais de faire admirer à ses visiteurs. Un de ses amis, connaissant les propriétés vénéneuses de cette plante, lui fit comprendre combien il était dangereux de la laisser à la portée de son enfant. Aussitôt et sans réfléchir, comme font tant de gens, la mère jeta l'arbuste par la fenêtre : mais, par un hasard malencontreux, des enfants se

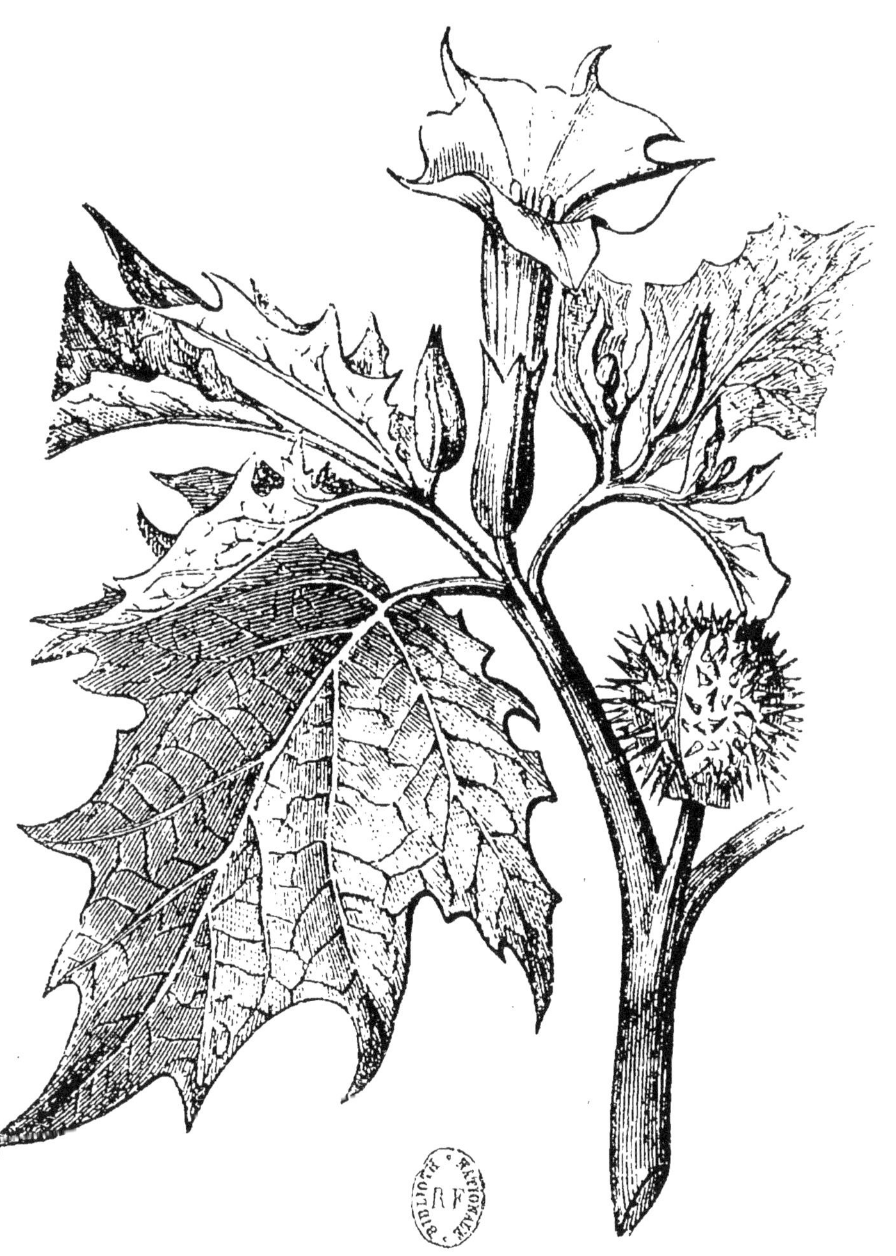

DATURA.
Feuilles, fleurs et fruits.

rendant à l'école, virent ces belles et longues fleurs, d'un blanc pur rayé de jaune et les ramassèrent. Les baies les tentèrent, ils ne purent résister à leur gourmandise, et on sait le reste.

Il y a trois espèces principales de daturas. Le *Datura fastuosa,* datura fastueux, qui pousse dans l'Inde. Sa tige croît d'environ un mètre dans l'année ; ses feuilles sont ovales ; ses fleurs en forme d'entonnoir, très odoriférantes, sont d'un blanc verdâtre au dehors et blanches à l'intérieur. On en obtient des variétés doubles violettes.

Le *Datura Ceratocauba,* datura cornu, originaire de Cuba. Cette plante, également annuelle, est moins grande que la précédente ; ses feuilles sont lancéolées, découpées, velues en dessous. Les fleurs sont très grandes, odorantes, blanches en dedans, lilas sur les côtés, en dehors ; elles s'ouvrent vers la fin du jour et se ferment le matin.

Une troisième variété est le *Datura arborea,* datura en arbre. Il nous vient du Pérou. Il peut atteindre et même dépasser trois mètres de hauteur ; il a de grosses tiges à feuillage ornemental ; ses fleurs, blanches et odorantes, dépassent trente centimètres de longueur et présentent la forme d'une trompe ; c'est pour cela qu'on les surnomme « Trompettes du jugement dernier ».

Le fruit du stramoine, appelé pomme épineuse, a quatre valves hérissées de piquants, et contenant des graines nombreuses, réuniformes et brunâtres, dont l'odeur est vireuse, la saveur âcre et amère.

Comme bien d'autres poisons, le stramoine rend

en médecine des services appréciés ; toutefois il doit être prescrit avec beaucoup de discernement et à doses très appropriées. Brandes, Geiger et Hesse ont découvert, dans la composition du stramoine, un principe actif appelé la daturine, d'une saveur amère qui rappelle celle du tabac.

La pharmacopée fait usage du stramoine sous différentes formes : en poudre de feuilles, en teinture, en alcoolature, en sirop, en emplâtres d'extrait, en fumigations. Ces dernières sont très efficaces contre l'asthme, seulement, elles occasionnent parfois des troubles dans la vision.

Le datura est employé comme anti-spasmodique et narcotique ; on l'a préconisé pour l'épilepsie, la chorée, l'hystérie, la folie, la manie, les névroses cérébrales liées à un état hypérémique du cerveau, ainsi que pour un grand nombre d'affections douloureuses : rhumatismes, sciatique, névralgies ; pour la coqueluche, l'asthme spasmodique et les névroses de l'appareil respiratoire, etc. ; extérieurement, contre les hémorrhoïdes enflammées, les brûlures, les ulcères cancéreux, les tumeurs inflammatoires. C'est surtout en fumant des feuilles sèches de datura, soit dans la pipe, soit en cigarettes, que l'on obtient des résultats appréciables ; la dose pour chaque pipe ou cigarette doit être de soixante-quinze centigrammes à un gramme. Les personnes qui ne veulent pas s'astreindre à fumer, peuvent faire brûler dans leur chambre des feuilles de datura sur des charbons ardents.

*
* *

Dans les produits pharmaceutiques, le datura

n'entre que pour une faible proportion, bien que, cependant, son action soit des plus efficaces.

Dans le cas d'empoisonnement par le datura, il faut sur-le-champ administrer à la victime le remède suivant :

Poudre d'Ipéca........................	1 gr. 50
Emétique..............................	0 gr. 05

et le prendre, avec un peu d'eau tiède, en trois doses, de quart d'heure en quart d'heure.

Pour les enfants, l'ipéca ne doit être donné que par quantité de vingt-cinq centigrammes à la fois, en trois doses et à intervalles d'une demi-heure. Si l'enfant a plus de six ans, on peut donner deux doses à la fois.

Il est bien entendu qu'en présence d'une intoxication sérieuse par le datura, les antidotes actifs devront être prescrits par le docteur, lequel usera d'apomorphine, de moutarde (une cuillerée dans de l'eau, comme vomitif), de sinapismes, de la flagellation, de la respiration artificielle, de boules d'eau chaude, d'inhalations d'ammoniaque ou de nitrate d'amyle, de café fort et chaud, de lavements au chloral, d'acétate d'ammoniaque et d'éther ou encore d'opium.

Le datura, dont on tire cependant de précieux médicaments, a eu de tous temps mauvaise réputation et a reçu les noms les plus inquiétants : herbe des sorciers, herbe des magiciens, endormie, pomme du diable, mort aux taupes. Peut-être cette mauvaise opinion vient-elle de ce que certains peuples font avec son fruit une boisson qui cause un délire furieux. Enfin, souvenez-vous que cette fleur d'un blanc pur, rayé de violet ou de jaune, à l'odeur suave, signifie dans le langage des fleurs : « Charmes trompeurs », et défiez-vous-en bien.

*
* *

Je ne puis dans ce livre, m'étendre plus longuement sur les plantes vénéneuses ; pourtant je tiens à en signaler une que sa forme, assez semblable à celle d'une plante potagère très employée, rend particulièrement dangereuse : je veux parler de la ciguë, très commune même dans les jardins où elle se glisse en dépit des précautions prises. Ses feuilles découpées rappellent à ce point celles du persil qu'on lui a donné le nom de *faux-persil*. Avec quelque attention, il est cependant possible de distinguer l'une de l'autre : la ciguë est d'une couleur plus foncée que le persil ; de plus ses feuilles ont une odeur vireuse qui les feront rejeter de celui que leur aspect aurait pu tromper. Dans les empoisonnements par la ciguë, il faut provoquer les vomissements, puis administrer au malade de l'eau étendue d'un acide ou de vinaigre.

HYGIÈNE MORALE

LE SENTIMENT RELIGIEUX ET L'ÉDUCATION

Il n'y a nulle exagération à dire que le sentiment religieux est un des sentiments supérieurs de l'homme, sur lequel les philosophes et les théologiens ont le plus discuté et le plus âprement, depuis des siècles. Les uns y ont vu le sentiment essentiel de l'âme humaine; les autres, au contraire, loin de le regarder comme inné et primitif, le considèrent comme une opinion acquise dérivée du sentiment social.

A la vérité, il ne chaut guère de savoir si cette idée d'un Être suprême est un fait primordial dans la conscience, ou bien s'il tire son origine d'un sentiment moins complexe, l'important est de constater que tous s'accordent à avouer qu'il existe dans l'âme. Et maintenant, en quoi consiste le sentiment religieux?

L'homme a conscience que quelque chose de plus grand que lui, de plus puissant, et aussi quelque chose de mystérieux, et par suite de formidable, l'enveloppe de toutes parts et s'étend sans limites dans l'espace et le temps : ainsi naît en lui la notion de l'infini qui est l'essence même du sentiment religieux. Par ce premier trait qui le caractérise, le sentiment religieux est un sentiment universel, car tout homme, qu'il consente ou non à le reconnaître, a en son for intérieur la notion vague ou précise de l'infini et qu'il se déclare athée, s'il le veut, il n'en sent pas moins qu'il est un être faible, limité, et il conçoit malgré lui l'idée d'un Être supérieur, d'une puissance sans bornes.

Sous cette simple forme, le sentiment religieux exerce déjà sur l'âme une grande influence, car chacun, conscient de son infirmité constitutive, a cherché un être bon et fort qui pût protéger sa faiblesse, et ce désir commun a rapproché les hommes, d'où le sentiment social. Pour nous-mêmes, qui vivons en sociétés organisées depuis de longs siècles, il paraît bien évident que nous nous attachons à nos semblables, d'autant plus efficacement que nous sommes plus religieux. Le mot religion a, d'ailleurs, pour sens primitif celui d'*unir* (de *religare* = relier). La communauté de religion n'a-t-elle pas toujours été, dans le passé, le lien social par excellence? A mesure que, sous l'action de ce lien, l'homme s'accoutume et se plie à la vie de société, il apprend à s'imposer des privations, il s'habitue au sacrifice ; il s'élève à l'amour de l'harmonie et enfin, par elle, à la douceur des joies collectives. Tel est le premier résultat du sentiment religieux.

Mais l'homme ne s'en tient pas à constater l'Infini, il tend aussi à le réaliser et ceci est un deuxième élément qui vient s'ajouter au premier pour former la nature du sentiment religieux. Après avoir conçu l'idée du Divin, l'homme se sent naturellement porté à l'aimer. Or, l'aimer, c'est se détacher des choses terrestres, c'est préférer l'Idéal au Réel.

Chez la femme, en particulier, c'est surtout en ce sens que se manifeste le sentiment que nous analysons. Sans doute il prend chez elle une forme plus vague, plus indéterminée : besoin de rêver, souvent excessif, mais légitime, car il répond à une exigence de son âme. J'irai plus loin : non seulement il doit être respecté, mais il doit être encouragé, parce que, en définitive, c'est par la satisfaction qui lui est donnée que l'humanité progresse, qu'elle se moralise. Si l'homme n'était pas capable de s'élever à une conception des choses qui dépasse la réalité, comment avancerait-il ? S'il n'entrevoyait pas la possibilité d'un Idéal, comment ses efforts y tendraient-ils ? Cet idéal s'élève à mesure que grandit l'intelligence de l'homme. A bien considérer, être religieux, c'est avoir conscience de l'éminente dignité de l'âme humaine, et de là naît le scrupule délicat de respecter son âme jusque dans les moindres actions, d'être moral, en un mot.

Si tels sont les effets du sentiment religieux, on comprend que les philosophes et les théologiens aient songé à fonder sur lui une méthode d'éducation. Prétention légitime : il est incontestable en effet que la religion a d'étroits rapports avec l'éducation. Si, être religieux, c'est être moral, si, d'autre part, éduquer c'est moraliser, il en résulte indubitablement que développer le sentiment religieux, c'est moraliser.

Il suffit, d'ailleurs, de constater les faits sans parti-pris, pour s'en convaincre. Lorsqu'on appelle, par exemple, l'attention de l'enfant sur l'Infini, l'effort qu'il fait pour se hausser jusqu'à l'idée de Dieu, Créateur du monde, se trahit, en même temps que l'émotion qu'il ressent, par la fixité de ses yeux clairs et par une certaine gravité qui se manifeste dans toute sa personne. C'est précisément en mettant à profit cette influence du sentiment religieux sur l'âme que l'on peut le mieux réfréner la mobilité excessive des sentiments de l'enfant. Son esprit, comme son corps, est perpétuellement en mouvement, cette activité n'est pas soumise à la raison, aussi se dépense-t-elle d'une façon désordonnée. Mais dès qu'une pensée religieuse pénètre dans son esprit, elle lui impose comme un moment d'arrêt, qui facilite l'intervention de la raison, et l'esprit de l'enfant ne tarde pas à percevoir, vaguement d'abord, puis, plus tard nettement, que la vie ne peut être bornée aux uniques actions matérielles qu'exigent l'entretien et le développement du corps. Il pressent que quelque chose d'insaisissable encore pour lui, mais de réel, dépasse la vie du moment. Il se prépare ainsi lui-même à recevoir une foi religieuse, à accepter un dogme moral.

Cette foi, déposée dans l'âme de l'enfant et acceptée par elle, y produit à son tour tout le bien dont elle est capable.

Elle habitue l'enfant à ramener ses actes à des principes moralisateurs et elle devient pour lui un soutien dans l'adversité. Si l'on songe que le malheur est la chose du monde que l'homme rencontre le plus fréquemment dans la vie, on comprend de quelle utilité peut être, dans l'éducation, le sentiment religieux.

Bien loin de chercher à le détruire, il faut donc plutôt le perfectionner. S'appliquer à lui porter atteinte est d'ailleurs une tentative vaine et inutile. Les entreprises plus ou moins loyales des hommes peuvent, à la vérité, supprimer *les* religions, mais elles ne peuvent rien contre *la* religion, contre le sentiment religieux. Alors à quoi bon la pioche et le marteau contre l'édifice de la conscience humaine ? Il est bâti pour une durée éternelle et se rit des coups impuissants des humains.

Développons, au contraire, le sentiment religieux : il est utile à tous, puisqu'il est le véritable instrument de progrès moral. Il est nécessaire, plus encore à celui qui commande qu'à celui qui obéit. La loi ne peut pas être anti-religieuse, puisqu'elle doit respecter les données de la conscience individuelle. La tolérance doit donc être son dogme fondamental. On parle beaucoup de tolérance ; tous les législateurs prétendent en user ; ceux qui la pratiquent le mieux, ce sont encore ceux qui sont le plus épris de la Beauté infinie, ce sont les hommes religieux.

L'ÉDUCATION DE LA JEUNE FILLE

LA JEUNE FILLE D'AUJOURD'HUI

Que ce titre ne fasse pas illusion. Je ne me propose ni de détailler toutes les grâces et toutes les séductions qui parent la jeune fille d'aujourd'hui, ni de montrer sur quels points elle diffère de celle d'antan. Ce que je veux, c'est faire un peu d'hygiène morale au sujet de cet être délicat et charmant, car, pour être parfois moins douloureuses que celles du corps, les maladies de l'âme sont quelquefois autrement désastreuses. En effet, le physique et le moral sont dans une dépendance si étroite que la maladie de l'un entraîne infailliblement la dépression de l'autre.

*
* *

La jeune fille n'a pas de plus beaux ornements que la grâce et la pudeur, la séduction et la dignité. Or, ne croyez-vous pas, comme moi, que si, de nos jours, elle conserve encore sa grâce et sa séduction, elle tend, de plus en plus, à perdre de sa pudeur et de sa dignité. Je n'en veux pour preuve que le flirtage. Quelles laides et immorales relations ce mot ne sert-il pas à désigner, ce mot que d'aucuns font naître de notre poétique et tendre expression « conter fleurette » !

Qu'est-ce donc que *flirter?*

Flirter, c'est, pour une jeune fille, s'afficher partout avec le même jeune homme qui ne la quitte guère plus que son ombre. Au bal, et sans que même il en sollicite l'autorisation de la mère, elle danse avec lui quatre ou cinq figures de suite. Se dit-elle fatiguée? Le *flirt*, c'est ainsi qu'on le nomme, l'emmène sous les orangers de la serre, loin des regards maternels. Partout il est présent là où est Mademoiselle : dans les jeux, les réunions et les soirées; à la promenade même, elle le rencontre au détour d'une allée. Hasard fortuit ? Peut-être. Bref, c'est son chevalier servant. Quant à moi, je l'appellerai volontiers son toutou. Se compromet-elle ainsi ? Non, puisque c'est la mode et que nombre de ses amies agissent de même. Au moins, alors, le flirtage conduit-il à s'aimer et est-il le signe d'un sentiment sérieux ? Pas du tout, l'amour, en flirtage, est si peu nécessaire qu'il est convenu, avant de s'y engager, que l'on ira jusque-là, exclusivement !

Le flirtage est donc absurde, anormal et dangereux. La jeune fille s'affranchit de la tutelle maternelle ; ses allures deviennent libres, ses façons garçonnières, son attitude peu à peu d'une coquetterie provocante : c'en est fait de son ingénuité d'abord, puis de sa pudeur. Ce qu'elle doit ignorer encore, elle l'apprend et c'est là pour elle le sujet de méditations persistantes et dangereuses. Aujourd'hui, quand il m'arrive de me trouver dans une réunion où assistent des demoiselles, souvent la verdeur de leurs propos me suffoque et les images que je sens s'élever nécessairement dans l'esprit de celles qui parlent ainsi, me rendent tout perplexe. Oh ! le charme mystérieux des vraies jeunes filles ! oh ! leurs rougeurs, leur ignorance parfois troublée de pressentiments incomplets qu'elles n'osent s'avouer à elles-mêmes, oh ! le don merveilleux qu'elles ont de ne pas comprendre et pourtant de frissonner à ce qu'elles ne comprennent point...

A force de côtoyer l'amour, avec le parti pris de n'y point tomber, la faculté d'aimer s'émousse et s'use, le cœur se dessèche, les sens seuls parlent et commandent. Plus tard, peut-être, la femme fera ce que la jeune fille a fait, et même, je crains fort qu'elle n'aille encore plus loin.

Nos ancêtres entendaient autrement la galanterie. Au moyen âge, le chevalier avait « la dame de ses pensées », inspiratrice et directrice de ses entreprises, parfois sa muse. Il se contentait de soupirer à distance après celle dont il n'était pas même sûr d'occuper pour un temps le cœur ; il était enivré quand un simple regard d'elle était tombé sur lui. Qui donc de nous n'a entendu conter avec quelle réserve nos grand'mères recevaient leurs soupirants, et avec quelle rapidité ceux-ci étaient évincés, quand ils ne se présentaient pas pour le bon motif ?

Mais aussi nos grand'mères étaient bien élevées et gardaient toutes les qualités de leur sexe.

*
* *

La femme a reçu en partage tout ce qui est là

poésie de la vie : la grâce, qui enchante nos yeux, la douceur qui subjugue notre volonté, la délicatesse des sentiments par qui les nôtres, plus grossiers, sont élevés et épurés, et aussi ce charme qui nous attire et nous retient captifs.

Ce charme, plus puissant que la beauté qui n'est rien sans lui, la femme le possède à toutes les époques de sa vie : jeune fille, elle nous séduit par la pureté de son regard et la candeur de son âme; épouse, elle nous enchaîne par sa tendresse aimante et ses caresses captivantes; mère, elle s'unit à nous plus intimement encore par un dévouement commun à ces chers petits êtres qui sont le couronnement de notre bonheur. Et c'est ainsi que la gloire de la femme naît de la candeur de la vierge, de la chasteté de l'épouse et de l'abnégation de la mère.

Par ces vertus, la femme est l'ange du foyer qu'elle crée, qu'elle maintient et dont elle est la joie et la quiétude. Auprès d'elle, l'époux goûte, après une longue journée de fatigues, la consolation des peines endurées et trouve l'oubli momentané des soucis, parfois amers, de l'existence. En elle, l'enfant a un éducateur vigilant et infatigable qui écarte de sa route toutes les difficultés et tous les dangers. Enfin, c'est la femme qui entretient nos relations de société auxquelles elle conserve la distinction des manières et du langage, dont les hommes s'écartent inévitablement quand ils sont entre eux.

La société n'est devenue policée et véritablement humaine que le jour où la femme, considérée à l'égal de l'homme, a mis dans nos rapports avec nos semblables la douceur et l'aménité. C'est là une vérité historique que Cabanis a exprimée en quelques mots : « Partout où la femme est estimée, les hommes sont libres et vertueux; partout où elle est esclave, les hommes, vicieux, sont avilis par le despotisme. »

Mais, — car il y a un *mais*, — ce qui fait la force de la femme cause aussi sa faiblesse.

L'excès même d'affection et de sensibilité qui est en elle, imprime à tout ce qu'elle fait un caractère passionné; de là ses caprices et sa mobilité, de là aussi tant de pensées et d'actions dont elle ne peut ou ne veut pas se rendre compte. L'éducation seule peut réprimer cette tendance à l'exagération, qui s'exerce dans le bien comme dans le mal.

L'éducation de la jeune fille doit être conduite en vue du rôle qu'elle aura à remplir quand elle sera femme et que j'ai tracé plus haut. Je ne parlerai pas ici de l'instruction qui doit lui être donnée. Sans prétendre le moins du monde que l'instruction lui soit inutile, ni que la jeune fille n'ait point les aptitudes voulues pour en recevoir une aussi complète que celle que les hommes parviennent à acquérir, j'avouerai cependant que je suis un peu de l'avis de Molière : il importe tout d'abord qu'elle apprenne à gouverner un intérieur, art plus difficile qu'on ne le croit et où, pour réussir, elle n'a pas trop de toutes les belles qualités d'intelligence et de cœur qui lui sont départies. A cela, elle joindra le secret de plaire : ici, la tâche de l'éducateur sera facile, toute jeune fille étant d'instinct, affectueuse, dévouée et... coquette.

Il y a, si j'ose m'exprimer ainsi, deux sortes de

coquetteries, l'une qui est innée chez la femme, l'autre qui est le résultat d'un calcul. Cette dernière est un vice, car elle est l'indice d'une imagination déréglée et d'une âme sans tendresse : la coquette par calcul cherche, par tous les moyens possibles, à troubler les cœurs en y faisant naître le désir et les mauvaises pensées, sans se soucier le moins du monde des souffrances qu'elle fait endurer à ceux que ses attraits captivent.

A ce jeu, elle s'expose à ne plus connaître les limites des convenances et à les franchir. C'est à cette imprudente que songeait, sans doute, le moraliste en s'écriant : « Lorsque tu dois traverser la boue des rues avec des souliers neufs, tu t'avances lentement, en choisissant les pierres blanches pour y poser ton petit pied ; mais hélas ! dès qu'une tache a souillé ta chaussure, tu ne crains plus de patauger. »

Par contre, la coquetterie instinctive est, à mes yeux, une qualité ; elle provient d'un sentiment d'exquis bon goût et d'honnête amour-propre et n'a pour but que de se faire apprécier, en s'efforçant de plaire à ceux que l'on voudrait charmer. Elle est, avec la jeunesse et la grâce, une des séductions irrésistibles de la femme. Loin d'être répréhensible, elle mérite d'être encouragée, et la femme doit être au moins aussi coquette que la jeune fille, et chercher à plaire à son époux *autant et même davantage,* qu'elle s'est efforcée de plaire à son fiancé.

Ainsi donc, je ne désire rien moins que de voir revivre l'antique ingénue, rougissant et balbutiant hors de propos, sorte de poupée articulée, sans goût et sans grâce, dont les regards sournois s'abritent derrière les paupières baissées et qui ne laisse échapper de ses lèvres que des syllabes insignifiantes. Ce que je demande, c'est, mon Dieu, ce qu'on réclame en toutes choses : le juste milieu. Ni prude, ni légère ; ni gourmée, ni provocante ; ni mijaurée, ni garçonnière.

Franche et naïve, la jeune fille ne doit point prendre ces attitudes de minauderie qui ne sont pas la grâce, mais qui seulement la singent; ses mouvements doivent déceler une aisance modeste et ses discours témoigner un aimable abandon, une réserve et une simplicité charmantes. Il en sera de cette gracieuse jeune fille comme de la timide violette que son suave parfum trahit au milieu de ses compagnes, et fait préférer à toutes les fleurs, même à celles dont les teintes éclatantes ont pu, un instant, fixer le regard.

Croyez-moi, Mesdemoiselles, vos seuls attraits suffisent pour faire naître en nous la confiance et l'affection. Laissez aux Anglaises et aux Américaines leur indépendance d'allures et leur liberté de propos, vous risqueriez de perdre ce qui constitue votre apanage le plus précieux, ce qui est le secret de votre puissance sur nos âmes : le charme fait de délicatesse et de pudeur.

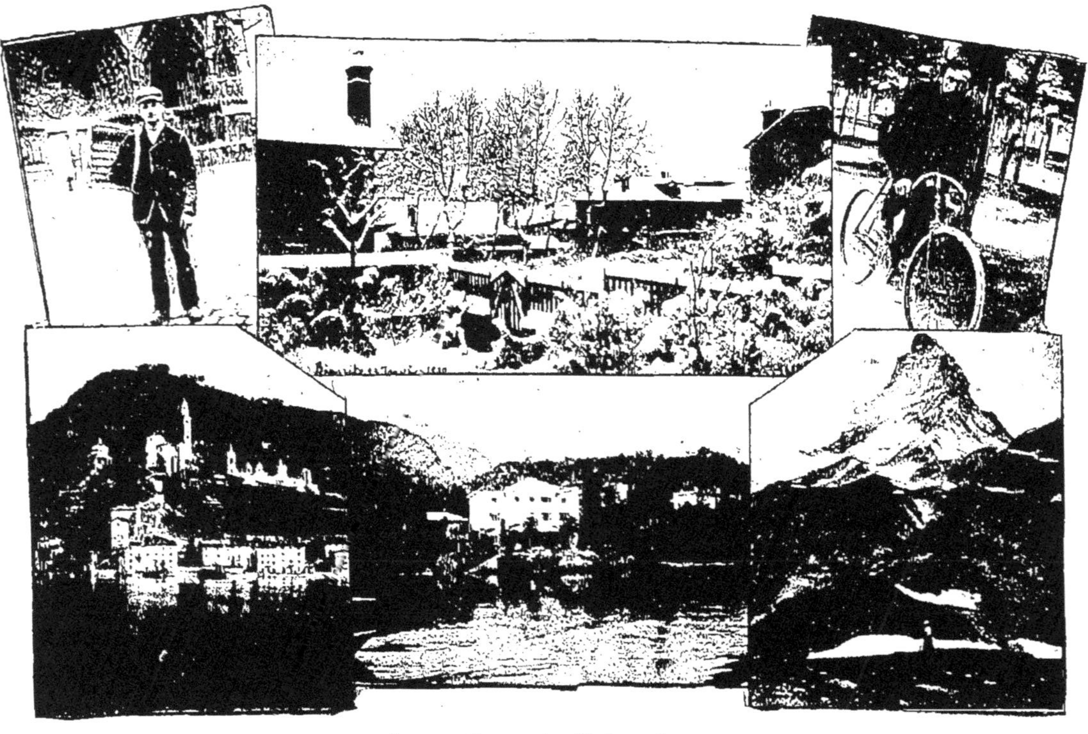

La santé par la distraction.

Photographies d'amateurs.

LA SANTÉ PAR LA DISTRACTION

LA PHOTOGRAPHIE RÉCRÉATIVE

S'il est des engouements incompréhensibles et par suite de courte durée, il en est cependant qui sont justifiés : la preuve en est dans le développement immense et continu pris par la Photographie. Cet art, inconnu dans la première moitié de ce siècle, est entré à tel point dans nos mœurs, que l'appareil photographique est le compagnon indispensable de toute partie de campagne, de toute excursion ; et, grâce aux perfectionnements successifs qui lui ont été apportés, la Photographie rend les plus grands services aux savants, aux médecins, aux ingénieurs. Mais où elle a triomphé le plus rapidement, c'est dans le domaine des arts d'agrément ; cela s'explique par l'ardeur que met de nos jours le public à rechercher de nouvelles distractions. Cependant il ne faut pas croire qu'il soit *facile* de prendre une photographie ! Une étude préalable, une attention soutenue, un goût absolument spécial sont indispensables pour devenir un bon amateur photographe. Mais aussi que de plaisirs, que de satisfactions cet art réserve à ses fervents ! En ce qui concerne l'hygiène, c'est une récréation des plus saines. Le photographe paysagiste se met en route dès le matin, escalade les collines, dégringole par ici, remonte par là ; jusqu'à ce qu'il ait trouvé son point de vue, il déploie une activité continue; il reviendra fatigué sans doute, mais le corps sain et le cœur content : conditions indispensables pour se bien porter ! En outre, ces études feront naître en lui le goût du Beau, et, par le Beau, le porteront à s'élever vers le Bien.

A la jeune fille, la Photographie offre des avantages plus grands encore, peut-être. Obligée de demeurer tout le jour à la maison, sans cesse occupée aux travaux absorbants de l'intérieur, ou à des passe-temps futiles, elle trouvera dans l'exercice de cet art une saine et attachante diversion.

C'est à ces différents titres que la Photographie doit de figurer dans ce livre ; il est manifeste, en effet, qu'elle rend à tous les plus précieux services. Qu'on me permette donc de donner quelques conseils, indispensables aux débutants, et très utiles aux amateurs pratiquant depuis un certain temps déjà.

Tout d'abord, il faut un bon appareil. J'ai vu souvent des jeunes gens, pris d'un enthousiasme subit, se précipiter chez un marchand et acheter faute de connaissance, un appareil défectueux; il est vrai que le vendeur donne, par-dessus le marché, une leçon, mais une leçon forcément très courte et, de plus, incompréhensible, à cause de la difficulté d'abord, ensuite parce qu'il ne connaît lui-même que plus ou moins sommairement la manière de bien pratiquer. D'où perte de temps et perte d'argent. Que de pla-

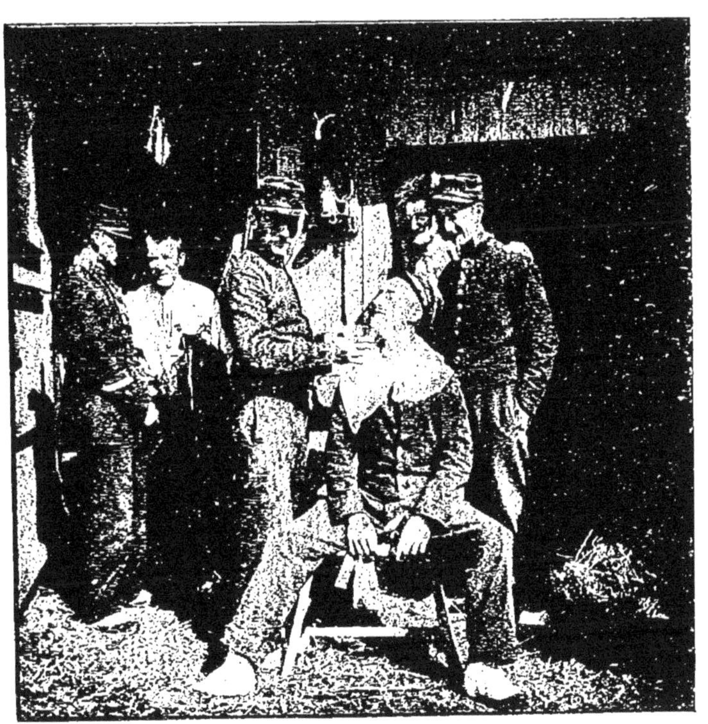

PHOTOGRAPHIE D'AMATEUR.

Scène de la vie de caserne.

ques et de papiers gâchés en d'infructueux essais ! Pour éviter de tels ennuis, adressez-vous à un fournisseur consciencieux, n'ayant chez lui que de « bonnes marques », prenez de préférence un appareil de fabrication française (je ne crains pas de me faire taxer de chauvinisme !) car nos produits sont de beaucoup supérieurs aux produits étrangers. Cependant, avec les appareils américains à pellicules, on prend tout de suite un nombre plus grand de photographies qu'avec l'appareil à plaques; mais celui-ci, offrant plus de facilité et plus de sûreté pour la mise au point, permet d'obtenir des épreuves plus nettes.

Passons au laboratoire : Faites preuve d'initiative dans votre installation, en sachant bien utiliser la place dont vous disposez. Efforcez-vous d'avoir, à proximité, de l'eau en grande quantité : des lavages abondants dépend la conservation des plaques développées et des papiers virés ; tenez toujours votre local en ordre et avec une rigoureuse propreté.

Vos premières études seront poussées suivant le but que vous désirez atteindre et sur lequel vous vous serez basé pour acheter votre appareil. Quel que soit le genre, à chariot, détective, photojumelle....., toutes les opérations photographiques procèdent de méthodes semblables que vous trouverez dans des traités spéciaux (je ne saurais trop recommander les ouvrages de Frédéric Dillaye). Soyez constants dans l'usage de vos produits ; évitez de changer, sans motif, de plaques ou de papiers.

Maintenant, photographes amateurs, quel genre devez-vous choisir? La réponse à cette question est délicate, car elle dépend surtout de vos goûts et de vos aptitudes. Le portrait offre de nombreuses difficultés et il est préférable de vous restreindre aux groupes de famille, aux scènes de la rue, aux paysages, aux intérieurs : vous le voyez, le champ sera encore des plus vastes.

Une des *great attractions* est de faire des positifs sur verre, sur porcelaine, etc. Là, vous trouverez un emploi judicieux des plaques pelliculaires. Ceux d'entre vous qui ont un appareil stéréoscopique peuvent faire des tirages très intéressants. Tous ces travaux viendront de préférence en hiver, alors que l'on cherche l'utilisation des nombreux clichés pris pendant la bonne saison. La Photographie est donc une distraction de toute l'année.

Dois-je mentionner les positifs de projection qui sont le charme des soirées de conférence ou de causerie instructive? Pour ceux qui désirent posséder tous les secrets de la Photographie, l'étude de la micrographie se présente ensuite.

La radiographie est encore peu connue, mais déjà elle est classée parmi les plus belles découvertes de notre époque, car ses applications nombreuses en médecine et en chirurgie, lui ont donné une immense valeur scientifique. Les deux reproductions que je donne montrent déjà une partie des immenses services qu'on peut en tirer.

En résumé, la Photographie est une aimable personne, elle fait à tous bon accueil et offre à ses fidèles, avec l'utile et l'agréable, des satisfactions artistiques et des distractions hygiéniques.

Est-il beaucoup de plaisirs dont on puisse dire autant?

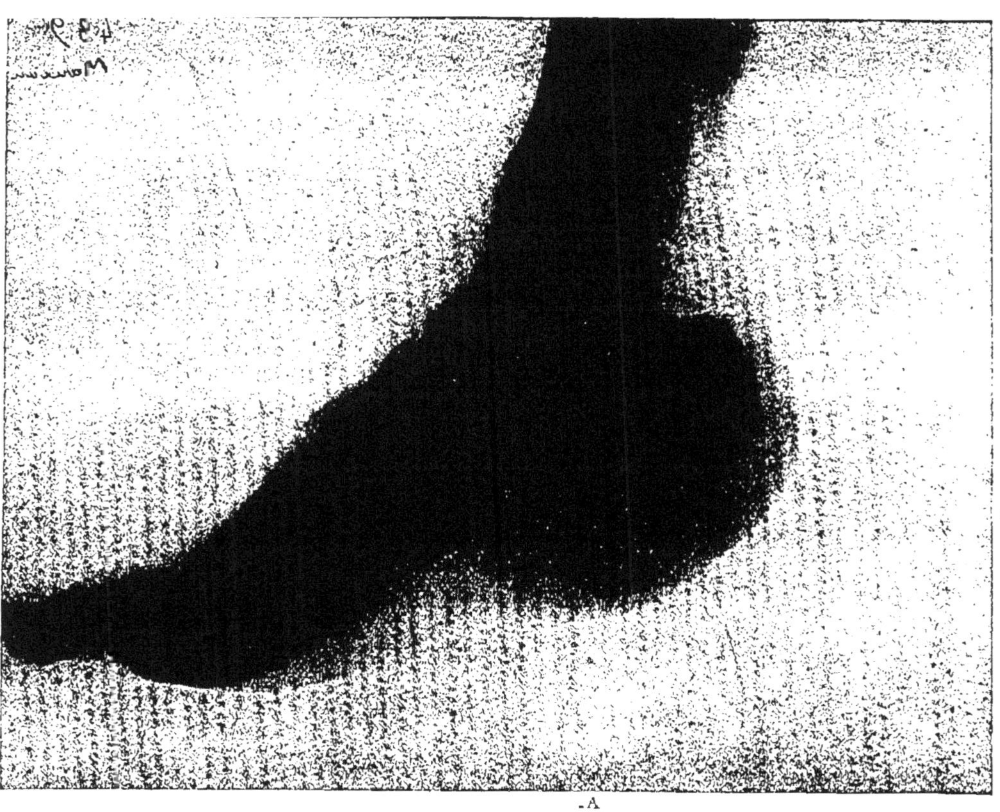

RADIOGRAPHIE : Cancer du pied situé au-dessous du calcanéum.
(Le centre du cancer se trouve à l'intersection des lignes A et B.)

Radiographie : Luxation congénitale de la hanche à gauche.

A. La tête du fémur est sortie de la cavité cotyloïde et s'est élevée de 3 centimètres. Le fémur est atrophié.
B. A droite, on voit la tête du fémur en position normale dans la cavité cotyloïde.)

HYGIÈNE SOCIALE

DES CONDITIONS DU MARIAGE

Les conditions auxquelles les législateurs ont soumis le mariage sont plutôt morales ; l'incertitude des connaissances physiologiques ne leur a permis d'admettre que deux cas prohibitifs d'ordre médical : la démence et la consanguinité à un certain degré.

Les tentatives faites à différentes reprises par le pouvoir législatif en vue d'interdire le mariage à certaines catégories de malades ont, jusqu'ici, rencontré une opposition invincible. Sous Louis-Philippe, un projet de loi en ce sens, proposé et appuyé par Lamartine, Thiers et Arago, fut repoussé. Il eut du moins pour effet de poser nettement la question, en démontrant que le mariage est une source de misères morales et physiques, s'il n'est entouré de précautions, gênantes, il est vrai, mais indispensables.

Ce qu'il importe de considérer, c'est non l'intérêt d'une individualité, assurément touchante, mais l'intérêt de la collectivité. Par la sélection, une race se perpétue vivace et forte. Aussi, faut-il, selon l'expression de Regnard « faire pour l'espèce humaine, ce que l'on a fait déjà, et avec plein succès, pour les animaux et les plantes ».

Ce que la loi ne peut imposer, il est du devoir des hygiénistes de le tenter par la persuasion, en prévenant, en instruisant l'inconscience et l'ignorance. Leurs efforts doivent porter sur deux points : faire comprendre à tous le but du mariage et montrer les dangers des unions inconsidérées.

*
* *

Dans l'amour, l'homme recherche la satisfaction des sens; dans le mariage, il a en vue la procréation d'un petit être qui continuera sa famille et son nom. Tout, dans le mariage, doit donc être subordonné à ceci : assurer à l'enfant qui va naître des conditions de vitalité et de santé parfaites. Cette préoccupation de l'avenir donne aux unions leur caractère sacré. Le mariage impose à l'homme une responsabilité que la science, sans cesse progressante, définit chaque jour avec plus de précision, et qui est évidente pour qui réfléchit que l'homme ne vit ni ne meurt seul, mais bien qu'il se perpétue dans ceux qui naissent de sa chair, de son sang et de son esprit.

Je ne me propose pas d'examiner ici toutes les conditions qui font les unions assorties. Elles sont nombreuses : position sociale, fortune, éducation, caractère, âge, amour, etc. ; il y a longtemps que les moralistes, les écrivains, et les dramaturges les ont déterminées d'une façon péremptoire, convaincante. Il est parfaitement établi que, pour courir les chances d'une union heureuse, il faut, chez les deux époux, au moins parité d'éducation ; négligeons parité d'instruction, à laquelle cependant les temps nous obligent; il est certain qu'il faut en outre même position sociale, même fortune ou même revenu, en tant qu'il vienne de la fortune de l'un et du travail personnel de l'autre; qu'il faut une normale proportion d'âge, etc., etc., et par surcroît, un sentiment d'affection réciproque.

Toutes ces chances de bonheur sont d'une évidence absolue. Les considérations théoriques les plus délicates, les faits les mieux observés en ont établi avec force la nécessité. Ce qui n'empêche pas un très grand nombre, pour ne pas dire la plupart, de n'en tenir aucun compte.

Devant cette indifférence aux sages conseils de la raison, il pourra peut-être paraître excessif de vouloir ajouter encore au nombre des conditions d'un mariage heureux, l'intervention du médecin, l'approbation de la science.

« Que dites-vous là! Quelle prétention! Demandez tout de suite un certificat de santé, un certificat de vaccin, et tous les certificats médicaux du monde. — Mais le mariage est une fête, non un problème aux données compliquées et dont il s'agit de trouver la solution. »

L'idée du mariage, en effet, n'éveille que des pensées joyeuses et déroule devant les yeux le riant tableau d'une cérémonie brillante dans l'église ornée de fleurs, le défilé des fraîches toilettes aux sons mélodieux des orgues, le discours ému du prêtre devant qui les époux se jurent fidélité; puis le retour triomphal au milieu d'une foule sympathique, et enfin la perspective de jours heureux passés à deux.

Aux yeux de beaucoup, l'amour est tout: la loi suprême des cœurs et le seul guide à suivre, songer à le discuter serait un attentat contre la nature. Et cependant, attribuer ainsi une autorité indiscutable à l'amour, c'est le laisser libre dans son choix. Pourtant, ne vous semble-t-il pas que, le plus souvent, l'amour n'est que le résultat du hasard. Et, comme le dieu Hasard ne concourt au bonheur de l'homme que — par hasard, c'est à lui qu'il faut reprocher les déplorables conséquences de certaines unions qu'une sympathie ardente, irrésistible avait formées. L'amour n'est donc pas infaillible. Les anciens le représentaient avec un bandeau sur les yeux et en faisaient ainsi le dieu de l'inconstance, d'une passion aussi éphémère que violente.

Notre siècle positif n'admet plus guère que dans les romances qu'il soit suffisant « d'un cœur et d'une chaumière » pour assurer une félicité complète ; il a prosaïquement imaginé les mariages de convenances, de raison. Cet état d'esprit chez nos contemporains permet d'espérer qu'ils finiront par comprendre que tenir compte de l'état de santé des époux, c'est simplement ajouter une *convenance* de plus, à celles dont on tient déjà compte en cette occasion.

La santé est une fortune, elle mérite donc d'être prise en considération.

Quand il s'agit de perpétuer l'existence de certaines qualités chez diverses espèces animales, on apporte un soin prévoyant au choix des individus à rapprocher. Quel blâme adressé à notre incurie à notre propre égard, ce fait ne contient-il pas! Il ne paraîtra scandaleux à personne de rappeler qu'avant de devenir un être doué de raison, l'homme est d'abord un animal, en tant qu'il a un organisme vivant, habitacle de cette raison dont il ressent un si juste orgueil. Par conséquent, en tant qu'organisme, il est soumis aux mêmes lois vitales qui régissent l'évolution des fonctions animales. Les lois de la procréation sont pour tous les êtres vivants. Il n'y a dans cette vérité rien qui nous humilie. Mais il est dangereux d'ignorer que le jeu de ces lois, toujours identique, entraîne des conséquences constantes et universelles. Un grand nombre d'unions, pour n'avoir pas été faites avec ce scrupule du choix qui est la *sélection*, ont eu des conséquences funestes. En voici un exemple emprunté aux *Annales Médicales*.

Un homme épris d'une jeune fille qui devint dans la suite aliénée et qui tenait de l'hérédité sa misère mentale, l'épouse, et en a un fils. Ce fils, plus tard, paya de la perte de sa raison l'imprévoyance d'une telle union. Enfermé à Bicêtre, il refusa constamment de recevoir son père : « Je ne pardonnerai jamais à mon père, disait-il, dans ses rares intervalles de lucidité, d'avoir épousé une fille folle et fille de fou, et, par là, de m'avoir fait naître avec une aussi mauvaise cervelle. S'il avait fait un autre mariage, je ne serais pas ici. »

Quoi qu'on en dise, l'hérédité, sous toutes ses formes, est un fait indéniable ; tous les états physiologiques et moraux sont héréditaires, cela est hors de doute. Par conséquent, les états pathologiques et, par-dessus tous, les états nerveux, ont leurs retentissements de génération en génération. Péché originel dont nous portons le poids, dit la religion ; Hérédité du mal ou du bien, nous dit la science : même affirmation dans les deux langages.

Sans doute, la science, malgré son développement actuel, n'est pas encore à même d'édicter les lois précises de l'hérédité, et par suite, les règles efficaces qui permettraient d'affirmer à coup sûr la convenance ou la disconvenance d'une union. Mais il est des précautions qu'elle peut en toute assurance indiquer.

Ces précautions, dit M. le docteur Cazalis, sont urgentes pour « prévenir bien des malheurs et bien des crimes, éviter à des milliers d'enfants, de jeunes gens, de jeunes filles, d'atroces et trop longues souffrances, d'horribles morts, dont quelques-unes ont des façons d'assassinat, pour sauver beaucoup d'êtres pour qui, vraiment, il eût mieux valu ne pas exister, épargner à ceux qui les aiment tant de douleurs et d'angoisses, parfois de remords, arrêter enfin, sur la voie de la dégénérescence, les familles et les races ».

Par quels moyen est-il possible de protéger la race et la famille ? Bien des solutions ont été proposées, dont je vais indiquer les principales, laissant de côté celles qui sont absolument inapplicables, et, entre autres, celle d'un docteur teuton laquelle dénote bien le caractère autoritaire allemand : « Le code civil devrait interdire de contracter mariage à toute personne atteinte d'une maladie, d'une infection du sang, ou affectée d'une infirmité, toutes les fois qu'il peut en résulter des tares graves et persistantes pour les descendants de cette personne. » En France, nul ne permettrait à la loi de s'immiscer aussi cruellement dans sa famille.

Voici les conclusions auxquelles se sont arrêtés les docteurs et les hygiénistes :

Les parents devraient exiger l'examen médical du fiancé et de la fiancée, et se soumettre à la décision des docteurs ;

Le mariage serait interdit aux personnes atteintes de maladies transmissibles incurables.

Comme conséquence, les médecins seraient, dans ce cas, déliés de l'obligation du secret professionnel.

Quelque dures qu'elles puissent paraître de prime abord, elles obtiendront, je n'en doute pas, l'approbation des gens sensés, d'autant plus que la science permettra, grâce à une lutte ardente et sans trêve, de diminuer peu à peu le nombre des maladies héréditaires.

Il a été demandé aussi que, dans les mairies, un tableau fût affiché portant l'indication de toutes les maladies qui s'opposent au mariage et mentionnant les conséquences funestes des unions contractées en dépit des avertissements donnés.

Il serait à souhaiter que ces dispositions fussent acceptées de tous. Malheureusement on continuera longtemps encore à tomber amoureux d'une façon inconsidérée, quand il serait souvent si facile de retirer son âme avant qu'elle ne soit éprise sans retour possible. Les nerveux continueront à rechercher les nerveuses, parce qu'ils trouvent en elles une plus grande affinité de goûts. Aussi, le nombre des nerveux croît-il dans des proportions qui effrayent. Loin de penser à diminuer leur nervosité par une vie calme, ils s'adonnent au contraire à la vie la plus excitante, la plus fiévreuse. Cette deuxième cause s'ajoutant à la première, ils procréent des enfants dont la nervosité est plus grande encore que la leur propre et qu'ils élèvent mal, sans règle constante, mais sous l'influence de leurs impulsions perpétuellement changeantes, en des tiraillements de tous sens. A leur temps, ces victimes de leurs procréateurs produiront, si des circonstances plus heureuses ne viennent pas au-devant d'eux, d'autres victimes plus malheureuses encore qu'elles-mêmes. C'est ainsi que les familles, les races vont à la décadence, tandis qu'elles marcheraient vers la régénération, si elles savaient obéir à une saine prévoyance, ou plutôt si elles le voulaient.

Je ne puis, pour terminer, m'empêcher de répondre à une objection formulée, et non sans quelque apparence de raison, contre les restrictions apportées aux unions. Réserver le droit de se marier aux seuls gens valides et sains, c'est mettre les infirmes et les malades dans un état choquant d'infériorité. L'objection, on le voit, est grave, mais elle a sa réfutation dans l'organisation même des sociétés, qui est basée sur la lutte continuelle : combat personnel de chacun, en vue d'assurer son existence matérielle, combat collectif de peuple contre peuple pour le maintien des droits et de l'indépendance de la patrie. Or, pour lutter, il faut la force, d'où nécessité pour les races d'être robustes et vaillantes. Il n'est pas besoin d'autres raisons pour montrer que l'intérêt général doit primer l'intérêt individuel.

J'espère avoir prouvé que l'on ne doit entrer dans le mariage qu'avec gravité, et non avec cette imprudence enjouée malheureusement trop générale, et avec le jugement aveuglé par la séduction de l'amour : c'est à cette seule condition qu'il est permis d'espérer une régénération des familles : il est grand temps de se mettre à l'œuvre.

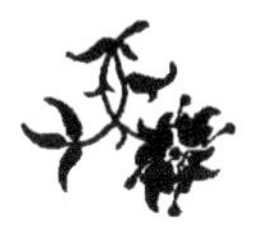

LA CHAMBRE A COUCHER

La viciation de l'atmosphère au sein de laquelle nous vivons, est la cause de la plupart de nos maladies. De toutes les pièces de notre appartement, la chambre à coucher est celle où nous demeurons le plus longtemps, de sept à neuf heures consécutives chaque jour ; il me paraît utile, dans ces circonstances, d'indiquer les principales conditions d'hygiène qu'elle réclame.

J'insisterai d'une façon particulière sur la nécessité de coucher dans une pièce spacieuse, ayant de larges ouvertures qui assurent une aération vaste et facile. Comment, pendant nos heures de repos, réparer nos tissus organiques, nos forces dépensées dans les labeurs et les préoccupations du jour, si l'espace et l'air nous font défaut ?

Je n'en finirais pas, s'il me fallait énumérer les conditions déplorables dans lesquelles beaucoup d'individus, hélas ! passent les heures qui doivent être réparatrices pour tous. Les logements insalubres, où les nombreuses familles vivent entassées dans une écœurante promiscuité, et principalement les logements d'une seule pièce, — si nombreux dans les grandes villes,.. — ont déjà appelé l'attention des commissions sanitaires. Mais que peuvent celles-ci contre l'ignorance et surtout contre la misère?

Il n'est pas possible d'avoir une bonne santé dans de tels taudis, occupés jour et nuit par toute la famille. Dans cette pièce unique, on travaille, on prépare la cuisine, on prend ses repas, on fait tout, en un mot. Et c'est dans cette lourde atmosphère, véritablement intoxiquée par les miasmes, chargée de poisons de toutes sortes, privée d'air respirable, — souvent l'unique fenêtre n'a pas même été ouverte de la journée, — que couchent, pêle-mêle, le père, la mère et les enfants. Les petits, encore au berceau, s'étiolent dans cet air impur. Il ne faut attribuer à nulle autre cause leur mine pâle et défaite, flétrie dès le premier âge, signe d'une intoxication profonde qui les achemine sûrement au rachitisme et à la scrofule — à moins que la mort ne les arrête en chemin.

On comprend que tous les hygiénistes aient récriminé contre l'impôt des portes et fenêtres; si leurs protestations pouvaient être écoutées, ils supplieraient les législateurs de respecter au moins les conditions de la santé pour tous, en rendant accessibles au plus pauvre l'air et la lumière — auxquels il semble n'avoir pas droit.

La nécessité des logements salubres paraîtra plus évidente encore, si l'on considère que les habitants de la campagne sont robustes et bien portants alors que, cependant, ils n'observent nulle hygiène. S'ils échappent aux maladies, c'est uniquement parce qu'ils passent leur journée dans les champs, et leur nuit, dans une pièce spacieuse.

L'habitation, en premier lieu, ne doit pas être humide : évitons d'habiter les rez-de-chaussée, et surtout les maisons neuves dont les murs seraient incomplètement séchés. Nous la choisirons bien exposée, soit au soleil levant, soit, à son défaut, au midi ; les plafonds seront élevés, les ouvertures larges et hautes pour laisser pénétrer à flots l'air et la lumière. Ces dispositions, considérées habituellement comme choses de luxe, sont de première importance pour la chambre à coucher.

On peut juger du caractère d'une personne à l'aspect que présente son appartement; nul endroit ne révèle mieux ses besoins et ses goûts : celui d'un jeune homme rangé, aimant l'étude ou les arts, ne ressemblera en rien à celui du jeune homme léger et désœuvré; le logement d'une jeune femme mondaine et frivole, ne rêvant que parfums et chiffons, différera de celui d'une jeune femme sérieuse qui écoute d'abord les conseils prescrits par l'hygiène, et cherche, avant tout, un réel, mais simple confort.

Mettons le moins possible de meubles dans cette chambre : les indispensables, les utiles, et c'est tout.

Le lit, naturellement, en est la principale pièce. Bien des formes sont adoptées de nos jours, car la mode a fait revivre les plus célèbres époques de l'art. Notons, en passant, que le seul en usage dans les hôpitaux, les casernes, les pensions, etc., et cela à cause de son extrême simplicité et du peu d'entretien qu'il exige, est celui de fer, que peut remplacer élégamment celui de cuivre doré. Que votre lit, plutôt bas, n'ait qu'un seul matelas, deux ou plus ; ne vous couchez jamais directement sur une couette ou sur un matelas trop mou, qui active la transpiration et entretient une chaleur excessive et, par suite, débilitante.

Je n'oserais recommander aux délicats une couche trop rude, mais il faut, au moins, habituer nos enfants, dont nos précautions exagérées n'ont pas encore amolli la nature, à un lit sommaire. L'idéal, pour reposer leurs membres, serait un matelas de varech, qui peut facilement être renouvelé et qui est fortifiant par les vapeurs d'iode que dégage la plante marine.

Ajoutez un seul oreiller — et encore n'est-il pas indispensable, — la meilleure position, celle où le cerveau reprend son équilibre, étant la position presque horizontale. Peu de couvertures, un édredon léger pour les jours d'hiver : voilà le complément de la literie.

Le lit ne sera jamais placé dans une alcôve ; ces pseudo-chambres à coucher restent fermées toute la journée ; l'air confiné s'y vicie et ne se renouvelle pas, les alcôves n'étant ouvertes que le soir, au moment du coucher, alors que les fenêtres de l'appartement sont closes.

Ne négligez pas de secouer et de battre fortement, chaque matin, les tapis et les couvertures, de mettre à l'air votre literie, dès que vous êtes levé. Si la chose est possible, à la campagne par exemple, ou dans une maison particulière, où vous n'auriez pas à craindre les regards indiscrets des voisins, — que choquerait peut-être ce détail peu poétique, — je vous conseillerai d'exposer couvertures et matelas, dans la baie largement ouverte de vos fenêtres, — au soleil de préférence.

N'encadrez ni votre couche, ni vos fenêtres de ces rideaux ou de ces tentures épaisses qui alourdissent l'air, s'opposent à sa circulation et sont les plus puissants véhicules de contagion. Ceux surtout en tissu de laine sont dangereux. Si vous ne pouvez vous passer de rideaux, ayez-les en soie ou en cretonne.

Le plancher sera fait de sapin, de chêne ou mieux de bois de teck qui ne présente pas de fentes et ne laisse pas de poussières. Si vous tenez absolument à placer un tapis sur ce parquet, ne le prolongez pas jusqu'aux murs, afin que l'on puisse facilement nettoyer les coins de la pièce.

Les murs seront peints à l'huile ou, au moins, recouverts d'un papier verni qui permette le lavage à l'éponge humide. Se méfier de certains papiers dans la préparation desquels entrent l'arsenic et bien d'autres produits, dont les émanations sont véritablement délétères.

En résumé, n'employez dans l'installation et l'ameublement de la chambre à coucher que des matières imperméables et lisses, supportant le lavage : vous écarterez ainsi la poussière qui est le meilleur agent de transport des microbes, adversaires invisibles et tenaces, et nos plus mortels ennemis.

Voilà pour l'installation de la chambre.

*
* *

LE SOMMEIL

Il y a danger à ne pas accorder au sommeil les heures qui lui sont dues.

Le sommeil, en effet, régularise et retarde la consommation de la vie ; il nous procure des instants de repos après lesquels nous semblons renaître à une vie nouvelle. A la fin d'une longue journée d'activité, nous sommes sous le coup d'une agitation fébrile plus ou moins accentuée, mais réelle ; nos facultés et nos forces ont été astreintes à une excitation telle que nous sommes obligés de leur accorder un répit nécessaire : de là le besoin de sommeil.

Ce besoin se fait plus ou moins sentir, suivant l'âge. Un spécialiste allemand, le docteur Cold, demande, pour l'adolescent, un long repos de neuf heures au moins ; pour l'adulte, il réclame encore huit heures. Je suis de son avis sur ce point. Cependant, qu'arrive-t-il presque toujours ? Le contraire, malheureusement. Voyez l'enfant nouveau-né : il dort presque constamment pendant les premiers mois de son existence, et ne se réveille guère que pour téter ; mais plus il grandit, plus on semble lui mesurer ses heures de sommeil. Dès qu'il fréquente l'école, il ne dort guère que huit au plus, ce qui n'est pas suffisant pour le reposer de la fatigue intellectuelle et physique de toute une journée.

Rien n'use notre organisme comme la privation de sommeil : elle accélère la consommation de nos forces et amène un ralentissement de tous les organes vitaux.

Beaucoup croient qu'il est indifférent de prendre ses heures de sommeil pendant le jour ou pendant la nuit : c'est là une erreur. Deux heures de repos la nuit réparent mieux nos forces que quatre heures de sommeil diurne. Donc, pas de veilles prolongées, pas de bals ou de soirées se terminant tard.

Les parents devront exiger que les enfants et les adolescents se lèvent dès qu'ils sont éveillés. En restant au lit, ils peuvent contracter de bien mauvaises habitudes dont les suites sont terribles : l'affaiblissement du moral et l'anémie du corps. Il n'est pas besoin qu'il y ait acte, la perversion intellectuelle suffit pour amener ces funestes résultats : l'enfant le plus fort devient chétif, et la plus belle intelligence subit des aberrations inquiétantes.

S'il est bon de dormir, encore faut-il savoir quelles sont les conditions qui assurent un repos parfait.

Les voici, résumées dans ce qu'elles ont de plus essentiel :

1° Dormir dans une chambre bien aérée, vaste, inhabitée le jour, obscure et tranquille ;

2° Manger modérément le soir ;

3° Avoir le corps libre, étendu dans la position horizontale et la tête légèrement élevée ;

4° Déposer avec ses vêtements les soucis et les préoccupations du jour, comme le recommandait, au XVIIe siècle, le médecin de l'empereur chinois Khang-Hi :

« Aussitôt qu'on s'est mis au lit, il faut endormir le cœur, c'est-à-dire le tranquilliser et rejeter bien loin toute pensée qui pourrait écarter le sommeil. »

J'aurai rempli ma tâche quand je vous aurai priés de méditer ces sages paroles du méthodiste J. Wesley :

Early to bed and early arise
Makes the man healthy, wealthy and wise.

« Se coucher tôt, se lever tôt, voilà ce qui fait l'homme bien portant, riche et sage. »

Et ce vieux dicton allemand :

Morgenstund
Hat Gold im Mund.

« Le travail du matin vaut de l'or. »

*
* *

LE CHAUFFAGE

Certains médecins prescrivent de ne pas chauffer la chambre à coucher : à mon avis, il y a là une exagération. Bien des personnes, principalement celles dont la santé est délicate, se trouveraient mal d'une défense aussi absolue. On peut être forcé de quitter son lit et la brusque transition entre la tiédeur de la couche et l'atmosphère de la chambre peut causer un refroidissement, surtout pendant la mauvaise saison. La température de la chambre à coucher doit être, en tous temps, modérée et ne pas dépasser 18°. Il importe aussi beaucoup de ne pas la chauffer pendant la nuit : il faut éteindre tous les feux avant de se coucher, double précaution contre l'incendie et l'asphyxie, ou tout au moins contre toute chance de dégagement de gaz délétères.

Pour donner à la pièce la chaleur convenable, il est des moyens nombreux, mais pouvant être ramenés à trois types principaux : les poêles, les cheminées et les calorifères.

Les poêles doivent être absolument écartés ; ils émettent par la combustion, de l'hydrogène, de l'acide carbonique et de l'oxyde de carbone. Les deux dernières sont des vapeurs dangereuses qui vicient l'atmosphère, rendent la respiration pénible et peuvent causer l'asphyxie : les cas d'accidents sont des plus fréquents. Notons, en parlant d'asphyxie, que ni fleurs, ni plantes ne doivent entrer dans la chambre à coucher, de crainte qu'on ne les y oublie le soir. En effet, les fleurs, si charmantes le jour, sont terribles la nuit : elles s'emparent avec avidité de l'oxygène, ce principe fondamental de la vie, et livrent en échange l'acide carbonique qu'elles ont absorbé pendant la journée.

Les cheminées à feu de bois, quelque imparfaites qu'elles soient, offrent un grand avantage : elles renouvellent l'atmosphère pendant la combustion, en établissant un courant entre l'air frais et sain du dehors et l'air chaud et impur de l'intérieur. Mais le vent les rend capricieuses : elles fument trop souvent.

Les calorifères à eau chaude ou à vapeur sont hygiéniques, puisqu'ils ne dégagent ni acide carbonique, ni poussière, ni fumée. Malheureusement ils ne sont pas à la portée de tous : leur prix est très élevé, leur poids excessif ; leur installation difficile exige un grand développement de tuyaux. Un tel système de chauffage a l'avantage de donner partout une température uniforme, et d'éviter tout courant d'air.

Je reviens aux poêles mobiles qu'on a justement qualifiés d' « homicides », car ils tuent, mais brutalement ou lentement suivant le degré de précautions prises. La faveur dont ils jouissaient était due à leur facile entretien, à leur mobilité et à l'économie de combustible. Malgré ces avantages, ils sont à peu près délaissés et l'on a suivi les conseils des hygiénistes, dont les plus éminents : Brouardel, Lancescaux, Armand Gautier proscrivent rigoureusement l'emploi de ces sortes de poêles, comme étant, de tous les appareils de chauffage, ceux qui dégagent le plus d'oxyde de carbone.

On sait, d'après les expériences de M. Leblanc, que des oiseaux ne peuvent supporter une proportion d'oxyde de carbone s'élevant à 1/000 et qu'un chien succombe à celle de 3/000. J'ai, du reste, fait des expériences analogues sur des poissons et des oiseaux que je gardais dans ma chambre à coucher pendant la nuit ; le matin, je trouvais morts les poissons dans leur aquarium, les oiseaux dans leur cage. Quant à moi, je ne me sentais pas incommodé et j'étais pourtant comme eux intoxiqué, mais dans une proportion minime, et malgré la visite minutieuse que je faisais moi-même chaque soir à ce calorifère à combustion lente ; j'aurais risqué d'avoir le même sort que ces malheureuses victimes, si j'avais confié cette besogne à un serviteur.

M. Auguste Smith a fait l'analyse des gaz provenant d'une cheminée et les résultats ont donné :

Acide carbonique	6
Oxyde de carbone	2
Acide sulfureux	"
Oxygène	12
Azote, Hydrogène, Vapeur d'eau	80
	100

M. Boutmy a fait celle des gaz qui se dégagent du poêle mobile : elle indique une quantité considérable d'oxyde de carbone :

Acide carbonique	9 3400
Oxyde de carbone	16 7050
Acide sulfureux	0 0004
Oxygène	» »
Azote, Hydrogène, Vapeur d'eau	73 9546
	100 000

Les dangers d'asphyxie par ces poêles n'existent pas seulement pour les personnes qui habitent la chambre : les voisins, eux aussi, peuvent être intoxiqués, car les gaz délétères passent facilement d'un appartement dans un autre par des cheminées communiquant ensemble, ou encore par des planchers mal faits ou des cloisons disjointes.

Conclusion : Il ne faut pas se servir de cet appareil de chauffage.

*
* *

L'aération d'une chambre de malade exige de grandes précautions.

Le moyen le plus sûr d'éviter tout accident est de transporter la personne alitée dans une pièce voisine, de laisser pénétrer l'air dans la chambre à assainir ; puis de fermer les fenêtres. On attend que la température de la pièce soit suffisamment rehaussée, avant d'y ramener le malade. Si celui-ci ne peut être transporté, on le couvre chaudement, on lui met sur le visage un voile ou une serviette légère, et on entr'ouvre seulement les fenêtres pour éviter que l'air ne lui arrive directement. Les fenêtres une fois closes, on laisse s'écouler quelques minutes avant de le découvrir.

L'aérage ainsi pratiqué chasse toute mauvaise odeur d'une chambre.

Voici, de plus, un conseil qui a son utilité :

Pour enlever la mauvaise odeur des urines ou des selles qu'il faut conserver pour les soumettre à l'analyse du médecin, il est un procédé très pratique et peu coûteux qui a l'avantage de ne point décomposer les selles et qui permet de les garder 24 heures.

Faire un mélange de :

Chlorure de zinc..............		100 grammes
Acide sulfurique...........	5 à	10 id.
Nitrobenzol................		2 centim. cubes
Bleu d'indigo............		15 grammes

et jeter 5 grammes de ce mélange dans le vase, l'urine le dissout. C'est à la fois un désinfectant et un désodorant.

*
* *

Je me suis borné à ces principaux conseils parce qu'ils peuvent être suivis par tous et sans grandes difficultés et aussi parce qu'ils suffisent pour rendre un appartement sain et agréable.

LE SCORBUT

LA PROPRETÉ DE LA BOUCHE

La prophylaxie permet de prévenir nombre de maladies. C'est ainsi que le scorbut, cette affection épidémique si grave, cède devant la seule observation des règles de l'hygiène. Cette raison, plus que toute autre, m'a engagé à le décrire et à signaler les circonstances diverses qui le font naître ou qui aident à sa propagation.

Très souvent aussi, des personnes viennent me consulter sur les soins à donner à leur bouche, dont les gencives sont sensibles, fongueuses et saignantes au moindre contact. Elles voient, dans cette inflammation et ces ulcérations, les symptômes du scorbut, alors qu'en réalité, elles souffrent d'une affection locale des gencives, assez facile à guérir à la première intervention du spécialiste.

C'est dans l'intention d'éviter ces vaines alarmes aux personnes qui pourraient se trouver dans une même situation, que j'ai tenu à donner quelques détails sur un mal dont on parle beaucoup tout en le connaissant peu.

*
* *

Le scorbut doit son nom à l'un des troubles qu'il occasionne, au relâchement du ventre, désigné en danois par les deux mots *skojœr,* mou, relâché et *bug,* ventre.

Ce fléau était déjà connu du temps d'Hippocrate, — quoiqu'en prétendent certains docteurs, — puisqu'on le trouve décrit exactement, dans quelques ouvrages de l'illustre médecin de Cos, dans les *Prorrhétiques,* par exemple. Pline l'Ancien cite encore, au chapitre III de son *Histoire de la Nature,* et sous le nom de *stomacace,* une épidémie scorbutique dont eurent à souffrir les troupes de Germanicus, campées loin de leur terre natale, sur les bords de la mer.

Le scorbut, en effet, se propage aisément dans les armées en campagne, comme aussi parmi les populations pauvres. D'une manière générale, il frappe toute agglomération qui vit dans de mauvaises conditions d'hygiène : villes assiégées, prisons encombrées ou bagnes paludéens.

Dans l'antiquité et pendant le Moyen Age, les apparitions du scorbut furent fréquentes. De nos jours, bien que toujours terrible, il est moins à craindre et ne se montre plus qu'assez rarement, grâce à l'intervention de plus en plus grande de la science et de l'hygiène dans notre manière de vivre.

*
* *

Affection non fébrile du sang, telle est en peu de mots, la définition générale du scorbut.

Au début, aucun signe bien déterminé : le malade éprouve seulement une grande faiblesse corporelle et psychique ; il devient apathique et mélancolique ; il ressent dans le dos et dans les membres, principalement aux jointures, des douleurs qui redoublent à chaque mouvement qu'il fait, en marchant ou en remuant.

Ces douleurs ne tardent pas à être profondes et aiguës ; la peau se sèche et ressemble à celle d'un oiseau déplumé, par suite de la saillie des bulbes des poils. Ces symptômes annoncent l'apparition des caractères du scorbut, dont les uns sont locaux et les autres généraux, mais qui se développent concurremment et qu'il est, par suite, utile de décrire ensemble, et suivant leur ordre de succession.

Sur tout le corps se montrent des pétéchies, petites taches rouges, semblables à des piqûres de puce et causées par un épanchement sanguin ; des hémorragies surviennent, localisées le plus souvent aux muqueuses et surtout, mais non toujours, aux gencives qui prennent une teinte livide, s'amollissent et saignent au plus léger attouchement ; l'haleine est alors fétide. Chez beaucoup de patients, l'œdème attaque la base des poumons et des hémorragies intestinales se produisent. En même temps, les forces du malade diminuent, ses jambes peuvent à peine supporter le poids de son corps et tout mouvement lui cause des douleurs intolérables au bas du thorax et aux jointures des membres inférieurs ; le sujet respire difficilement et il est pris de palpitations cardiaques et de vertiges subits. Les gencives, gonflées, sont spongieuses et saignantes dans les interstices dentaires ou bien forment des végétations fongueuses de couleur violacée ; la douleur causée par la mastication est telle, que le malade se refuse à manger. Les pétéchies font place à des ecchymoses assez larges, dont la couleur varie du jaune brun au bleu noirâtre, et à des tumeurs de grosseur variable. L'appareil digestif fonctionnant mal, le malade souffre d'une constipation opiniâtre.

Si ces symptômes ne sont pas combattus à temps, ils s'aggravent : la muqueuse buccale se tuméfie, les gencives, complètement ulcérées, se détachent du collet des dents et, les alvéoles une fois détruites, les dents tombent. Les selles, de rares qu'elles étaient, deviennent plus fréquentes, diarrhéiques et sanguinolentes. A ce moment, la fièvre apparaît, la dyspnée et l'œdème pulmonaire augmentent, la cachexie arrive et la mort s'ensuit.

Chose remarquable, pendant toute la durée de la maladie, le sujet a conservé la possession de ses sens et de son intelligence, et, le plus souvent, son pouls est resté normal.

Le scorbut n'est pas une maladie simple ; il est toujours compliqué de désordres plus ou moins graves dans les organes respiratoires, parfois aussi, de dysenterie, de typhus ou d'autres affections que l'on ne découvre qu'à l'autopsie ; il n'est pas non plus un mal cyclique, c'est-à-dire qui suit une évolution régulière, car sa violence varie selon les causes qui l'ont produit et sa durée peut être de quelques jours, comme aussi de plusieurs mois, suivant les ressources thérapeuthiques dont on dispose. Enfin, il n'est pas toujours mortel, mais il met le malade dans un tel état d'affaiblissement que la convalescence, très longue, doit être entourée de soins constants. Fort souvent même, la guérison n'est qu'incomplète, et le scorbut laisse après lui des reliquats dont les plus fréquents sont l'atrophie musculaire, des cicatrices sur les gencives et sur la peau, des éruptions de furoncles, des névralgies persistantes et même des névroses osseuses.

On a longtemps cru que le *scorbut de mer* différait du scorbut ordinaire, mais il est maintenant reconnu que la maladie est la même, qu'elle frappe indifféremment l'habitant des villes ou le navigateur.

Le marin est le plus exposé à être atteint par le fléau, mais moins durement et il lui suffit, dans certains cas, d'un court séjour à terre et de quelques soins pour enrayer le mal. Raspail, dans son ouvrage sur la santé, émet cette supposition que le scorbut pourrait bien être produit par un petit parasite marin qui s'introduirait dans la bouche et y occasionnerait des désordres qui s'étendraient à tout l'organisme. Cette hypothèse serait confirmée, d'après lui, par le fait de la rapide guérison du sujet, une fois soustrait à l'influence de la mer : le parasite, enlevé à son atmosphère habituelle, saturée de chlorure de sodium, périrait tout comme périssent les poissons tirés de l'eau.

*
* *

Les causes du scorbut sont diverses et tout porte à croire que la maladie n'est pas due à une seule cause, mais à plusieurs. Cependant, le Dr Bachstrom a soutenu le premier, que la privation de végétaux verts, suffit à elle seule pour l'occasionner, et, après lui, nombre de médecins estiment que toutes les autres causes sont adjuvantes à celle-là. Récemment, le Dr A. Hébert a tiré cette même conclusion de l'étude d'une affection scorbutique qu'il a soignée. Il admet que l'usage de légumes frais et de fruits amène à lui seul la guérison. Il recommande, en outre, l'action efficace de la teinture d'iode contre la gingivite scorbutique.

Voici les causes principales auxquelles est attribuée la maladie épidémique qui nous occupe :

Tout d'abord, la question de la température et de la pureté de l'air est des plus importantes : le scorbut, en effet, sévit en automne, s'aggrave en hiver et cesse en été ; il affectionne de préférence les régions froides et humides, basses et malsaines. Le manque de propreté, l'insuffisance de vêtements en hiver ont aussi une influence non douteuse ; de même l'excès de fatigue, les privations de toutes sortes. L'armée de saint Louis, campée devant Damiette, au milieu des marécages, manquant de tout, harcelée sans cesse par les guerriers de Saladin fut décimée par les épidémies, et principalement par le scorbut. On doit aussi considérer comme très propres à développer le mal, le défaut d'exercice, la paresse et les affections morales : la tristesse, l'abattement, le chagrin, l'ennui. Un exemple remarquable nous en est donné dans la relation du siège de Bréda : les Allemands et les Hollandais occupés au blocus de cette ville, durent à leur caractère morose et porté à la mélancolie, d'être attaqués du scorbut, alors que les soldats français, leurs compagnons d'armes, placés dans les mêmes conditions défectueuses de salubrité, trouvèrent dans leur tempérament vif et remuant, dans leur inaltérable gaieté un préservatif puissant. C'est également l'ennui, la tristesse occasionnés par une vie monotone qui fait que les marins, en mer, contractent fréquemment cette maladie. L'histoire rapporte avec quelles difficultés Vasco de Gama, le héros des Luisiades, au cours de ses explorations et, plus tard, l'amiral Anson, le vainqueur de Jonquières au cap Cherbourg, purent sauver leurs équipages démoralisés et abattus par le scorbut.

*
* *

A côté du mal, il convient de placer le remède. Par bonheur, aucune médication n'est plus facile à formuler : de l'hygiène, encore de l'hygiène et toujours de l'hygiène. C'est le traitement le plus sûr.

En effet, le mal décroît, puis disparaît rapidement, si l'on soustrait le malade à l'influence du milieu délétère où il se trouve, s'il suit un bon régime et s'il s'adonne à l'exercice.

Le père d'un de mes amis, le médecin Urban, d'Isles-sur-Suippe, guérissait les personnes atteintes du scorbut en les astreignant à se nourrir exclusivement de fromage à la crème et de cresson ; il leur imposait en outre de fréquents exercices en plein air.

Les végétaux jouissent effectivement de propriétés antiscorbutiques très précieuses, comme aussi le jus de citron et d'orange et les limonades.

Une préparation très employée dans le traitement

du scorbut est le sirop de cochléaria dont l'action est excellente. En voici la formule :

Alcoolat de cochléaria.....	10	grammes.
Suc de citron..............	50	—
Eau de menthe............	150	—
Sirop de quinquina.........	50	—

La médecine moderne a recours aussi à des injections intra-veineuses ou sous-cutanées de sérum artificiel.

Enfin, contre les ulcérations des gencives, on se sert de lotions au sulfate de fer ou de badigeonnages à la teinture d'iode.

* * *

Je crois devoir faire ici quelques recommandations au sujet des soins à donner à la bouche et dont l'importance est telle qu'on ne saurait impunément les négliger, non seulement dans le cas qui nous occupe, mais encore en tout temps.

La salive est un produit précieux de la bouche; elle aide à la mastication et à la digestion des aliments. Mais, par sa nature même, par les matières qu'elle renferme, elle peut être une cause de destruction pour les dents. En effet, les sels et la chaux qu'elle retient en dissolution, s'unissant aux parcelles d'aliments restées dans la bouche, forment le tartre, qui, si l'on n'y prend garde, finit par recouvrir les dents, et par en désagréger l'émail. Les dents, ainsi rongées, se carient, se cassent et tombent. Les conséquences sont graves : mastication douloureuse, saignement des gencives, broyage incomplet des aliments, d'où une digestion pénible, des douleurs d'estomac et une prédisposition au scorbut, sans parler de l'haleine rendue fétide et repoussante.

Je n'exagère point les inconvénients du manque de propreté de la bouche, je les ai exposés sincèrement afin que l'on comprenne la nécessité des soins que je prescris, soins peu coûteux qui assurent la santé et la conservation des dents.

Deux fois par jour, matin et soir régulièrement — et pour bien faire, après chaque repas aussi, — les dents seront frottées avec une brosse assez dure destinée à cet usage, puis la bouche gargarisée avec un dentifrice antiseptique, au salol par exemple.

Cependant, ces précautions ne suffisent pas à préserver complètement les dents du tartre et il est bon d'avoir recours à un spécialiste pour les faire visiter de temps en temps.

*
* *

J'ai donné, au point de vue médical, le traitement du scorbut. Cependant, les soins physiques que j'ai indiqués n'amèneraient pas, seuls, de bons résultats ; il faut, pour obtenir la guérison, agir en même temps sur l'esprit du malade, et l'arracher à sa mélancolie en le distrayant.

Si la GAÎTÉ est un moyen curatif, elle est aussi et toujours, un moyen prophylactique. On a fini par admettre que les dispositions de l'âme ont une influence considérable sur la force de résistance qu'oppose le tempérament aux maladies. Aussi, aujourd'hui, s'efforce-t-on de rendre aux marins, à bord des vaisseaux, l'existence plus agréable, en autorisant les jeux et la danse. Dans les forts, les soldats organisent des représentations théâtrales et des concerts. Félix Faure, le regretté Président de la République, au cours de l'inspection qu'il fit des bataillons de chasseurs alpins et de leurs casernements, donna des orgues de Barbarie à ces braves soldats que les neiges bloquent parfois dans leurs forts pendant de longues semaines. Il leur fit ce cadeau original dans le but de leur permettre de se distraire, de polker et de valser pendant les interminables veillées d'hiver, aux sons de « la musique à tour de bras », moyen excellent pour les « alpins » d'échapper aux funestes conséquences de l'oisiveté et de l'ennui forcés.

HYGIÈNE SOCIALE

LE VAGABONDAGE

L'article 270 du Code pénal définit le vagabondage : l'état des gens qui n'ont ni domicile certain, ni moyens d'existence, et qui n'exercent aucun métier, aucune profession.

Le vagabondage a existé de tous temps ; les lois romaines punissaient de travaux forcés quiconque errait et mendiait. Bien que les vagabonds soient habituellement des solitaires, on les vit souvent former des troupes nombreuses et semer la ruine sur leur passage. Les *Grandes Compagnies*, pour ne citer qu'un exemple, dont Duguesclin débarrassa la France en les emmenant guerroyer en Espagne, étaient-elles autre chose qu'un ramassis de gens sans foyer, accourus de tous les pays d'Europe?

De nos jours, cette plaie sociale s'est étendue d'une manière inquiétante : le nombre des errants s'est, depuis un demi-siècle, accru de 400 0/0 et il peut être évalué à 350.000. Ce chiffre n'est qu'approximatif, car les vagabonds échappent à tout contrôle. En 1895, on voulut procéder à leur dénombrement : le même jour, sur tout le territoire français, les gendarmes durent parcourir les routes et dresser un état des gens sans domicile fixe qu'ils rencontreraient. Les rapports centralisés, et les listes additionnées, on obtint le chiffre de 25.000 vagabonds ! Devant ce résultat, on comprit que l'expérience n'avait pas réussi, ce qui était, du reste, facile à prévoir. Les miséreux qui, péniblement, traînent le long des routes, n'aiment point avoir affaire aux autorités et ne se soucient guère de lier conversation avec les agents de la maréchaussée, personnes fort curieuses à la vérité et qui, de prime abord, demandent à jeter un coup d'œil sur vos papiers ; aussi cheminent-ils modestement, ces pauvres diables, par les sentiers discrets, par les chemins de traverse, où ils ne s'exposent à rencontrer que des couples d'amoureux, assez occupés d'eux-mêmes pour ne point se soucier des autres ; s'ils se risquent sur les grandes routes, comme ils ont bon pied et bon œil, ils ont vite fait un crochet ou regagné un couvert dès qu'ils voient poindre le bicorne de Pandore. C'est pour toutes ces raisons que les braves gendarmes n'avaient mis la main que sur des gens pouvant à la rigueur se targuer d'une profession, et aussi d'un domicile, roulant peut-être, mais domicile quand même.

*
* *

Les poètes, qui voient tout en rose (ou tout en noir, selon leur humeur), tracent du vagabond un portrait plutôt sympathique. D'aucuns en ont fait un personnage fort touchant : ils le représentent sombre, l'œil morne, la barbe hirsute, marchant, marchant sans trêve, exposé au mépris général, repoussé de tous quand il demande du travail, chassé honteusement quand il implore la charité. Pour ce « martyr du destin » la terre « devient un sépulcral abîme ». Quoi d'étonnant alors à ce qu'il « voie rouge et se venge ! »

D'autres en font une sorte de Diogène, une façon de misanthrope, qui, dédaigneux des sentiers battus de la foule, va où son caprice le pousse.

Le *Chemineau*, de Richepin, est de ce nombre. Le bonheur, pense-t-il, ne vaut pas même la peine qu'on s'assoie près de l'âtre ; aussi quitte-t-il la ferme où cependant devraient le retenir les liens les plus puissants et les plus doux. Cet errant n'est de nulle part, il est de partout :

> Dis-leur que de pays, ce gueux, il en a cent,
> Mille, tandis que nous, on n'en a qu'un, le nôtre !....

Et son pays

> C'est celui de la pomme et celui du raisin,
> C'est la haute montagne et c'est la plaine basse,
> Tous ceux dont il apprend les airs quand il y passe.
> Dis-leur que son pays, c'est le pays entier,
> Le grand pays dont la grand'route est le sentier,
> Et dis-leur que ce gueux est riche, le vrai riche,
> Possédant ce qui n'est à personne : la friche
> Déserte, les étangs endormis, les halliers
> Où lui parlent tout bas des esprits familiers,
> La lande au sol de miel, la ravine sauvage,
> Et les chansons du vent dans les joncs du rivage,
> Et le soleil et l'ombre, et les fleurs et les eaux
> Et toutes les forêts avec tous leurs oiseaux !

Que de biens ! mon Dieu ! Il est vrai que le chemineau en trouverait difficilement hypothèque ! Et je comprends que, ne pouvant sur eux reposer son avenir, il veuille jouir du présent. Un tiens, vaut mieux, dit-on.....

*
* *

Dans la réalité, malheureusement, le vagabond est tout autre et s'il éveille la défiance, ce n'est pas sans raison. Dans les villes, il est relativement peu à craindre, car il y est soumis à une surveillance sévère. Paris a sa population nomade, tout comme au temps des truands et de la Cour des Miracles. Les individus qui la composent font des bancs publics leurs lits, ou bien encore se gîtent dans les baraques abandonnées, les maisons en construction, ou les bateaux à charbon amarrés le long des quais de la Seine. Mais leur situation est bien précaire : à la moindre déprédation, la police fait une rafle. Aussi les vagabonds, à l'exemple des bourgeois cossus, ne prennent-ils dans les villes que leurs quartiers d'hiver. A la venue des hirondelles, ils gagnent la campagne, non pour cueillir la violette, mais bien pour saisir ou faire naître l'occasion de tenter un mauvais coup.

Ils sont la terreur des populations rurales, qui n'osent leur refuser l'aumône qu'ils ne demandent pas, mais qu'ils exigent. A cause d'eux, les routes sont peu sûres ; les fermes, dont presque toujours les habitants travaillent aux champs, sont exposées à leurs déprédations ; les femmes et les enfants, occupés loin des hameaux, sont en danger continuel d'être maltraités par eux et, parfois même, assassinés. La hardiesse avec laquelle Vacher égorgeait les bergers et les bergères que leur malheur mettait sur sa route, et la longue impunité dont ce monstre a joui (il ne fut arrêté qu'à sa vingt-huitième tentative criminelle !) déconcertent l'imagination. Il serait grand temps que l'on songeât à protéger efficacement les campagnards. Il y a les gendarmes, dira-t-on. C'est vrai, mais ils sont peu nombreux et résident au chef-lieu de canton. Ils semblent n'avoir pour mission que de constater les vols commis ou l'incendie des meules de blé. Ils font tout ce qu'ils peuvent et il serait injuste de les blâmer, si, comme les carabiniers d'Offenbach, ils arrivent... trop tard.

Les statistiques, — tableaux fort ennuyeux, mais très utiles à consulter, — apprennent qu'un nombre considérable de vols, d'incendies volontaires et de crimes sont perpétrés par les errants. Ces statistiques sont au-dessous de la vérité : les vagabonds, par leur brusque apparition dans un pays et leur disparition non moins rapide, déjouent le plus souvent les recherches. De 1845 à 1895, le nombre des assassinats par auteurs restés inconnus a doublé (215 au lieu de 119) et le nombre des vols est monté de 13.474 à 66.278. En 1845, la moyenne des vagabonds condamnés pour crimes, était de 3 0/0 ; cette moyenne est devenue 7 0/0 en 1895. Enfin, le nombre des crimes et des délits classés sans suites, et, selon toute probabilité, presque tous commis par des individus sans asile et sans ressources, est de 267.763 en 1895, contre 31.563 en 1831.

*
* *

Ceci expliqué, deux questions se posent. Équitablement, le vagabondage est-il punissable ? Quels sont les moyens pratiques à employer pour faire rentrer dans les rangs de la société régulière, les individus qui s'en sont volontairement retirés, et ceux que, seules, des circonstances indépendantes de leur volonté en ont exclus?

Le vagabondage n'est pas, comme le crime ou le vol, un attentat contre la personne ou les biens d'autrui. Ce n'est véritablement qu'une irrégularité conventionnellement répréhensible, puisque la loi a dû, pour l'atteindre, user de subterfuge et déclarer d'une façon anormale, dans l'article 269 du Code : « Le vagabondage est un délit. » Partant de cette affirmation, la loi a édicté contre le vagabond une peine de 3 à 6 mois d'emprisonnement, suivie de 5 ans au moins, et de 10 ans au plus, de surveillance. Au point de vue du droit individuel, il est inique de punir un homme parce qu'il n'a pas de toit pour couvrir sa tête, pas de travail pour gagner son pain. Que l'on tue alors tous les malades, simplement parce qu'ils ne peuvent travailler! Mais, la question du vagabondage a deux faces : elle ne concerne pas seulement l'errant, elle intéresse surtout la société. Au point de vue social, la pénalité se justifie et je résume ici les idées du grand criminaliste Boitard. Selon lui, la loi pénale a pour mission première la conservation de l'ordre social... N'est-il pas évident que la situation de l'homme qui n'a ni domicile, ni moyens d'existence, est pour la sécurité publique un danger toujours menaçant? La société impose à chacun de ses membres des devoirs et des obligations qu'il est tenu de remplir; elle a, par conséquent, le droit de déclarer immoral le vagabondage, en ce qu'il dispense l'individu de ses devoirs d'homme et de citoyen. Un de ces devoirs sociaux n'est-il pas le travail pour tous ceux qui ne sont pas incapables d'en supporter le poids ? Ainsi, soit au point de vue de l'ordre, soit au point de vue de la morale, le législateur a le droit d'incriminer le vagabondage et de le mettre au nombre des délits. Telles sont les raisons sur lesquelles se fonde l'opinion de Boitard.

Cette appréciation de la loi serait d'une logique inattaquable, si elle n'englobait pas dans une même catégorie les individus qui *peuvent,* mais *ne veulent pas* travailler et ceux qui *veulent*, mais *ne peuvent pas* le faire ; c'est là une injustice, une cruauté, contre laquelle se sont élevés nombre de jurisconsultes et que le député Cruppi a, tout dernièrement encore, signalée à la Chambre. Pour que la loi fût juste, il faudrait que l'état social permît à tous de vivre en travaillant. Il n'en est rien. Chaque année, par suite de grèves, de chômages, d'atonie de l'industrie ou du commerce, par suite aussi de la concurrence étrangère et quelquefois du caprice de la clientèle, une quantité plus ou moins grande de travailleurs se trouvent, à un moment donné, sans ressources et dans l'impossibilité de s'en procurer : plus de logis, plus de pain. Ces malheureux tombent sous le coup de la justice des tribunaux qui, en ce cas du moins, a bien réellement un bandeau sur les yeux.

« Il est impossible au législateur, dit M. Fourquet, dans la *Revue des Deux-Mondes,* de faire disparaître les causes du vagabondage, puisqu'elles résident surtout dans la substitution des machines à la main-d'œuvre, le marasme de l'agriculture, la dépopulation des campagnes, la concurrence résultant de l'envahissement des chantiers par des ouvriers étrangers qui se contentent de salaires plus modiques, et autres faits analogues. »

Il y a là évidemment une impasse. Mais est-il impossible d'en sortir? Je ne le crois pas, et c'est ce que je vais essayer de montrer en indiquant ce qui a été fait et ce que l'on propose de faire dans ce but.

*
* *

Il existe un assez grand nombre de vagabonds par goût. Ils sont faciles à reconnaître : ce sont presque tous des individus dans la force de l'âge, qui, très jeunes, ont perdu l'habitude du travail; ils vivent de métiers (?) interlopes qu'ils n'exercent, du reste, que pressés par la faim ; l'atelier leur répugne, ils préfèrent ouvrir les portières, suivre les fiacres à la course, gagner quelques sous en portant la valise d'un voyageur ou en exploitant la pitié des personnes charitables. Ceux-là vivent six mois en liberté et six mois en prison jusqu'au jour où les juges les envoient coloniser la Nouvelle-Calédonie, trop tard malheureusement et après de nombreux crimes que les juges pourraient prévenir en partie puisque la loi sur les récidivistes leur en donne le moyen. De tels *sans travail* sont incorrigibles ; aussi, la loi, pour eux, doit-elle être inexorable, ainsi que le prescrit le Ministre de la Justice dans une circulaire récente : « Les poursuites doivent surtout atteindre ceux qu'on a appelés les professionnels du vagabondage et de la mendicité, ne travaillant pas parce qu'ils ne veulent pas travailler, mendiants et vagabonds volontaires, traînant leur fainéantise le long des routes, vivant au jour le jour d'aumônes qu'on n'ose leur refuser, — ceux qui entretiennent leur oisiveté en exploitant la charité publique par la simulation d'infirmités, en sollicitant des secours au moyen de lettres mensongères et qui déguisent la mendicité sous mille procédés touchant à l'escroquerie. » C'est à ceux-là qu'il faut réserver toutes les rigueurs de la loi. Les frapper durement, c'est faire œuvre de salubrité publique. Aussi, je n'entends point parler des individus de cette catégorie, c'est ce que j'ai tout d'abord voulu préciser.

Il serait ridicule de prétendre que la société établit elle-même le « budget du crime », mais il faut pourtant convenir que la collectivité en est souvent responsable, aussi est-il du devoir de la société de réparer le mal qu'elle fait fatalement et inconsciemment, et non d'ajouter la prison à la misère. La Bruyère a dit, dans ses *Caractères* : « Il faut des saisies de terre et des enlèvements de meubles, des prisons et des supplices, je l'avoue ; mais justice, lois et besoins à part, ce m'est une chose toujours pénible de contempler avec quelle férocité les hommes traitent d'autres hommes. » Moins que jamais, en ce siècle de progrès et sous ce gouvernement de tous par tous, cette parole devrait être vraie, cependant.

Littré, parlant un jour des ravages effrayants causés par la peste et la fièvre typhoïde, disait : « Ce n'est pas en construisant des hôpitaux qu'on vient à bout des épidémies, mais en attaquant les causes du mal et de la contagion. » De même ce ne sera pas en construisant de vastes prisons qu'on arrêtera l'épidémie du crime, mais bien en assurant à tous une place, même minime, au banquet de la vie.

En notre belle France, la *charité* n'est pas un mot vide de sens, et elle n'est jamais en vain *implorée*. C'est avec intention que j'ai souligné ces deux mots, car le mot charité désigne ici cette vertu rare et divine particulière à l'homme *qui aime son prochain* et non point *l'action de faire l'aumône*.

L'aumône est dégradante et souvent démoralisante : il faut avant tout la supprimer. Elle ne sauve jamais ; par contre, elle conduit souvent l'individu secouru à des habitudes de paresse, et elle va ainsi contre le but qu'elle s'était proposé. Du reste, bon nombre d'ouvriers tombés dans la misère, la repoussent avec horreur ou ne l'acceptent qu'avec répugnance. Ce qu'il faut, c'est une assistance moralement et physiquement efficace : consoler l'infortuné, lui rendre l'espoir; puis, lorsqu'en son esprit le découragement a fait place à une énergie nouvelle, lui procurer du travail dont la rémunération honorable, élève l'âme et la maintient dans le respect d'elle-même.

L'aumône, quand il est nécessaire de la faire, ne doit intervenir que comme supplément d'un salaire encore insuffisant, comme un encouragement, et le malheureux ne doit jamais être réduit à l'implorer.

On risque, par l'aumône, d'enlever toute initiative aux besogneux et, ce qui pis est, de lui faire perdre l'habitude du travail en lui suggérant cette idée que la charité publique peut lui donner un bien-être qu'il ne saurait se procurer avec un salaire péniblement acquis dans un atelier ou dans une usine. Cet écueil, M. Paulian l'a nettement signalé dans son beau livre sur la misère.

Les professionnels de la charité savent fort bien qu'ils peuvent attendre de l'assistance privée non seulement le nécessaire, mais même le superflu. « Persuadez-vous, dit M. Paulian, que le premier venu peut se procurer gratuitement un dîner substantiel, avec des vins de première qualité ; un bon feu dans son poêle et une somme d'argent pour terminer agréablement sa soirée, où il lui plaira de se divertir. » Et il le prouve. Cet encouragement au vice explique le résultat négatif de certaines expériences tentées. Voici quelques chiffres caractéristiques. Une société se fonde en vue de venir en aide aux malheureux ; elle assure à chacun un travail payé *quatre francs* par jour ; sur 727 individus qui se présentent, 106 se rendent au travail ; mais, sur ce nombre, 37 disparaissent après une demi-journée de présence, et non sans avoir réclamé leurs deux francs, 51 ne reviennent plus le troisième jour. Bref, 18 seulement rentrent dans la classe des ouvriers honnêtes! Autre exemple : pendant l'hiver de 1890, le pasteur Robin, directeur d'une maison hospitalière, offre, aux *sept cents* miséreux qui sont un soir recueillis dans les galeries du Champ de Mars, installées *ad hoc*, un ouvrage facile dans son établissement ; en échange de ce travail, qui ne les retiendra que pendant l'*après-midi* et leur laissera libre la matinée pour qu'ils puissent chercher un emploi stable, il leur garantit le logement et la nourriture ; après deux jours d'épreuves, *onze* seulement sur sept cents n'avaient pas déserté le refuge.

Ces mendiants professionnels, qui volent la part des vrais pauvres, de ces infortunés à qui la honte empêche de tendre la main, sont-ils, au moins, reconnaissants des bienfaits dont ils vivent? Ah ! que ce serait mal les connaître que de le croire ! Ils en arrivent vite à ne plus voir dans l'aumône qu'on leur fait qu'une « restitution ». N'est-il pas juste, affirment-ils, que l' « exécré bourgeois », que « l'ignoble proprio » donne une parcelle du « capital qu'il détient » à celui qui n'a pas la chance de posséder des rentes? La plupart, sinon tous, raisonnent ainsi.

Est-ce à dire qu'il faille ne plus se laisser toucher par l'infortune, pour cette raison que l'aumône peut tomber en de mauvaises mains? Non, le remède serait pire que le mal. Ce qu'il faut, c'est surveiller ses bonnes actions, c'est ne plus croire qu'un peu d'or est un soulagement à la misère, c'est, enfin, aider moins de sa bourse que de son influence et de son crédit.

Pour créer la charité efficace, il est des moyens pratiques et sûrs :

Responsabilité de l'État ou des communes dans certains cas d'indigence bien définis ;

Organisation rationnelle des services administratifs d'assistance ;

Concours prêté à l'initiative individuelle pour lui faciliter le but qu'elle se propose de fournir du travail aux gens valides.

L'organisation actuelle des services administratifs de bienfaisance laisse à ce point à désirer que les entreprises charitables, malgré la bonne volonté générale, sont vouées à une demi-stérilité.

Ce n'est pas qu'elles manquent de fonctionnaires, oh non! ni d'argent. L'Assistance publique, à Paris seulement, dispose d'un budget annuel de plus de quarante millions, dont la gestion et la répartition sont confiées à 428 employés. Vous avez bien lu, quatre cent vingt-huit! A titre de curiosité, en voici le dénombrement :

Directeur général	1
Secrétaire général	1
Inspecteurs	3
Chefs de division	3
Chefs de bureau	12
Archiviste	1
Sous-chefs de bureau	14
Directeurs	29
Commis principaux	36
Économes	23
Secrétaires-trésoriers des bureaux de bienfaisance	20
Visiteurs	51
Commis, expéditionnaires, auxiliaires permanents	234
	428

Sans parler du *personnel médical* (médecins, chirurgiens et pharmaciens), du *personnel secondaire administratif* (surveillants, religieuses, etc.) ni du *personnel professionnel* (cuisiniers, jardiniers, etc., etc.).

Cette organisation compliquée, — outre qu'elle

enlève une partie énorme de l'argent des pauvres, — est cause que les demandes de secours adressées à l'administration n'ont de solution que des mois après leur dépôt. Je puis citer un fait dont je garantis l'authenticité. Un estropié nécessiteux subit l'amputation d'un pied ; il dépose une demande à l'Assistance à l'effet d'obtenir un appareil ; la demande passe de bureau en bureau, est partout estampillée favorablement et... l'infirme reçoit un appareil trois mois après.

Un mot sur les bureaux de bienfaisance. Ils ont à distribuer annuellement plus de huit millions de francs : une partie minime seulement de cette somme va aux pauvres véritables. Et pourtant, comme le dit M. Maurice Sponck, auquel j'emprunte ces quelques détails, « il est à peu près aussi malaisé de se faire inscrire au bureau de bienfaisance que d'être reçu au Conseil d'État ou au Jockey-Club ; une fois inscrit, en revanche, il est à peu près impossible de se faire rayer ».

Je ne m'étendrai pas plus sur cette question de l'Assistance publique, qui a déjà soulevé tant de critiques justes et... inutiles.

*
* *

Reste la bienfaisance privée, celle-là est efficace et sa mission est de secourir immédiatement et le plus largement possible toute misère qui s'adresse à elle, toute infortune qu'elle découvre.

C'est avec cette volonté d'agir vite et bien qu'ont été faites, — par l'initiative privée, — les tentatives dont le succès a été si encourageant qu'il a attiré l'attention des pouvoirs publics, et amené M. Cruppi, à déposer sur le bureau de la Chambre des députés un projet de loi qui résume tout ce qui peut être utilement fait pour retenir sur la pente de l'abîme, les hommes qui ne sont encore que malheureux et pour en arracher ceux que la paresse n'a pas complètement corrompus.

M. Cruppi groupe en trois catégories les vagabonds et les mendiants. En premier lieu, les vieillards, les infirmes et les malades ; puis, les « temporaires », c'est-à-dire les ouvriers, les employés qui, momentanément, n'ont plus d'occupation, par suite de chômage, de crise industrielle ou commerciale ; enfin, les mendiants « de profession » et les vagabonds « volontaires ».

Ces individus, dont les uns sont aptes au travail et les autres non, ou plutôt, dont les uns sont animés de bons sentiments et les autres tombés dans le vice sans espoir de guérison, ces individus si différents au physique comme au moral, ne peuvent pas et ne doivent pas être traités de la même manière : pour les uns, il faut du travail ou du repos et contre les autres, il est pénible de le constater, il faut des moyens de répression.

C'est ce que l'honorable député a soutenu dans son projet dont voici les grandes lignes :

Il serait créé, pour les infirmes et les vieillards, un « refuge » au moins par département, l'expérience ayant démontré que beaucoup trop restreint est le nombre de ceux qui existent déjà ;

Les « vagabonds accidentels » seraient reçus dans des *workhouses* départementales où leur seraient assurés le vivre, le couvert et une juste rémunération en échange d'un travail « obligatoire ». Les malheureux ainsi hospitalisés n'auraient point à rougir d'un secours qu'ils gagneraient et qui leur permettrait d'attendre une occupation sans être exposés à la démoralisante influence de la misère ;

Quant aux gens sans aveu formant le troisième groupe, ils seraient laissés à la disposition de la Justice qui en débarrasserait la campagne, dont ils sont la terreur, et les villes dont ils sont la lèpre, en les dirigeant sur nos colonies pénitentiaires.

De l'avis presque général, ce projet de loi, équitable et humain, satisfait notre amour de l'humanité et les exigences de la société. La seule difficulté d'application qu'il rencontre est, comme toujours, la question budgétaire, difficulté très grande, il est vrai, mais non insurmontable. Cette même question d'argent a-t-elle empêché, tout dernièrement, d'apporter des améliorations nombreuses, je dirai même du luxe, dans l'installation des... prisons? Si l'on s'inquiète avec tant de sollicitude du confort hygiénique des assassins et des voleurs, il est logique, ce me semble, que l'on ait au moins la même bienveillance pour des hommes à qui on ne peut reprocher que leur malheur. Je sais bien qu'il ne manque pas de graves censeurs qui déclinent toute responsabilité en s'écriant : « Ce sont des paresseux ! On trouve toujours à gagner sa vie ! » N'en déplaise à ces satisfaits, leur raisonnement est faux autant qu'inhumain, de nos jours plus que jamais. Après tout, ils ne prononcent peut-être cette parole prud'hommesque que dans le but de couvrir d'un prétexte leur égoïsme et leur sécheresse de cœur. Ponce-Pilate s'est lavé les mains du sang du Christ, pourquoi se soucieraient-ils de la misère de leur prochain ! Mais le gouverneur de la Judée cédait, en agissant ainsi, à un bas sentiment de faiblesse et de lâcheté. Comment alors qualifier le sentiment de ceux-là ?

*
* *

Il suffit, pour se convaincre de l'insignifiance de l'objection émise, — la question d'argent, — de jeter un coup d'œil sur les miracles accomplis par la bienveillance privée.

Une association généreuse fondée à Paris, l'*Institution des œuvres d'assistance par le travail*, a sauvé et sauve journellement de la misère des milliers de malheureux. Devant les succès obtenus, elle a pu, par ses propres ressources, sans nul secours de l'État, étendre son action bienfaisante sur plus de trente départements, choisis parmi ceux qui ont une grande population ouvrière. Quel est son but ? Épargner à l'homme sans travail la honte de la mendicité. Elle a créé des ateliers, installé des dortoirs, fondé des fourneaux économiques. Dans quelques-uns de ces établissements, par exemple à l'*Union du XVIe arrondissement,* fondée par M. Léon Say, les ouvriers mangent sur des tables propres et commodes, dressées dans l'atelier même et la nourriture qu'on leur sert, — une demi-livre de pain, une portion de viande et de légumes, un quart de vin, — est vendue *sept sous*.

Une autre œuvre charitable, l'*Office central des œuvres de bienfaisance* dont la première intention était simplement de soulager la misère, ayant jugé que de tous les remèdes, le travail est le plus sain et le plus digne, accueille aujourd'hui les ouvriers sans travail et leur procure une occupation honnête et rémunératrice. En 1898, l'office a secouru plus de cinq mille hommes et femmes. Aux personnes qui ont un logement mais qui ne peuvent le quitter pour une raison quelconque : maladie, infirmité, etc., le travail est porté à domicile; en une seule année, 746 mères de famille ont été aidées de la sorte.

Des expériences sur l'assistance par le travail ont été faites également dans trois asiles de nuit de Paris; les résultats ont été bons et encourageants et de beaucoup meilleurs que ceux qu'on aurait osé espérer, eu égard à la population si hétérogène qui forme la clientèle de passage de ces établissements dont on ne seconde malheureusement pas assez les efforts.

Je pourrais multiplier les exemples et citer d'autres Œuvres de Bienfaisance, mais à quoi bon? Je crois avoir suffisamment démontré que l'on peut, sans crainte d'être désillusionné, escompter les avantages que la société retirerait de la création de work-houses. L'ouvrier est la force vive d'une nation, il est la garantie de son existence et de sa prospérité. Peut-on hésiter un seul moment à lui accorder tout l'intérêt et toute la bienveillance qu'il est en droit d'attendre et qu'il mérite? Tout est harmonie dans la nature et rien n'est laissé au hasard : s'il faut à l'oiseau, l'espace, il faut à l'homme le travail, qui est la source où il goûte le bonheur et la paix de l'âme, la source vivifiante où il retrempe sa volonté et son énergie lorsqu'elles ont faibli, la source enfin où il se régénère, s'il a failli.

DES CONSÉQUENCES DE LA MAUVAISE DIGESTION

LA CONSTIPATION :

SES CAUSES, SES EFFETS ET SON TRAITEMENT

LAVEMENTS ET PURGATIONS

Un régime convenable et régulier, basé sur l'observation des principes élémentaires de l'hygiène, peut seul assurer le parfait fonctionnement de l'appareil digestif. Quelque bonne volonté qu'ils semblaient montrer au début et quelque tolérants qu'ils puissent être, les organes qui le composent finissent par accueillir fort mal les aliments indigestes, nuisibles ou surabondants qu'on leur sert ; ils deviennent capricieux et tyranniques. Lorsqu'ils en sont arrivés à cet état d'exaspération, il n'est point de misères dont ils ne nous accablent : ils font bien voir qu'il faut compter avec eux et que notre cerveau, comme nos membres, a tout intérêt à s'assurer leur bon concours.

L'estomac, a dit un vieil auteur, est comme le cheval de Troie : nos ennemis morbides s'y cachent en attendant le moment de nous assaillir. On peut en dire autant des intestins.

Lorsque les aliments ont été divisés par les dents et amollis par la salive, ils glissent dans l'estomac où les sucs gastriques les transforment en une bouillie homogène qui passe dans les intestins pour y subir l'action des agents digestifs qui naissent dans cette partie de l'organisme ou qui y arrivent.

Les matières ingérées pénètrent d'abord dans l'*intestin grêle* qui s'abouche directement à l'estomac, de là, après un temps plus ou moins long, elles entrent dans le *gros intestin*, plus court que le premier, mais d'un diamètre plus grand.

Les aliments achèvent leur transformation dans les intestins sous l'effet de la bile, des sucs pancréatique et intestinal. Leur digestion est encore activée par une série de mouvements qui leur sont communiqués par les fibres intestinales. Celles-ci, en forme d'anneaux et disposées les unes près des autres, ont la propriété d'augmenter et de diminuer alternativement leur diamètre, produisant ainsi une succession de mouvements dits péristaltiques, grâce auxquels les agents digestifs se mêlent intimement aux aliments. Ces mouvements n'ont pas lieu en même temps sur toute l'étendue des intestins, mais par fraction, et ils sont plus nombreux dans le sens qui favorise la marche des aliments vers le rectum.

Les mouvements péristaltiques sont plus violents et plus rapides chez les personnes nerveuses : le passage brusque des liquides et des gaz dans les parties resserrées des intestins produit ces gargouillements et ces sifflements qui se font entendre dans l'abdomen et connus sous le nom de borborygmes.

Attaquées par les sucs intestinaux et secouées par

les mouvements péristaltiques, les matières alimentaires se divisent : les principes nutritifs sont portés par des vaisseaux dans tout l'organisme et les déchets sont expulsés par la défécation.

Le moindre dérangement dans ces opérations si délicates de la digestion, amène des troubles graves ; l'inflammation des intestins ou entérite, la diarrhée, la dysenterie, les coliques, les vents, et surtout la constipation dont je m'occuperai ici spécialement, car on n'attache jamais assez d'importance à ce trouble qui est cependant une des principales causes de presque toutes les maladies sérieuses.

LA CONSTIPATION

La constipation est relative : des individus peuvent, sans être incommodés, n'aller à la garde-robe que tous les deux ou trois jours, tandis que d'autres éprouvent des malaises s'ils n'ont qu'une selle par vingt-quatre heures. Toutefois, on peut définir la constipation : l'état d'une personne dont les évacuations alvines sont rares et dures.

La constipation affecte plus spécialement les femmes et les gens sédentaires.

Si l'on se reporte à ce que j'ai dit plus haut de la digestion, on comprendra que le bon fonctionnement de l'appareil digestif exige que les aliments ne séjournent dans l'estomac et dans les intestins que le temps nécessaire à leur transformation, et aussi que leur résidu, impropre à la nutrition du corps, soit chassé régulièrement dans les vingt-quatre heures. Si cette évacuation n'a pas lieu dans cet intervalle de temps, c'est que la digestion s'opère mal dans le gros intestin et qu'il y a, par suite, constipation.

Cette affection peut n'être qu'accidentelle, comme aussi être chronique. Dans le premier cas, elle est caractérisée par les symptômes suivants : diminution de l'appétit, gonflement du ventre dont la peau se tend et qui devient sonore, coliques, douleurs lombaires et sensation de pesanteur vers l'anus. Plus graves et plus douloureux sont les accidents causés par la constipation habituelle : le ballonnement de l'abdomen, des vomissements alimentaires d'abord, puis bilieux et glaireux ; les urines sont rouges ; le malade éprouve le besoin d'aller à la selle, et ses efforts ne sont suivis d'aucun résultat, car le séjour prolongé des matières dans le gros intestin les rend sèches et dures, les roule en boule et en empêche l'expulsion. Si cet état se prolonge sans amélioration, la peau se sèche, les extrémités se refroidissent ; des rougeurs passagères montent à la face, le délire trouble les facultés du malade, dont le pouls s'affaiblit : la mort peut alors survenir. Le Dr Chomel cite un cas de mort dû à une sorte de pétrification des excréments. Le Dr Lemazuriet, appelé à faire l'autopsie d'une personne décédée dans ces conditions, trouva dans le gros intestin treize livres et demie de matières fécales.

Cette période mortelle de la constipation est très rare.

La rétention des déchets de la digestion a des conséquences diverses, selon qu'elle se prolonge plus ou moins au delà de l'état habituel ; elle peut même amener la viciation du sang. En voici la raison : les déjections des personnes constipées sont *peu abondantes* et n'ont pas l'*odeur fétide* qu'elles doivent avoir naturellement ; elles demeurent donc, en partie, dans le corps, non pas seulement dans les intestins, mais bien aussi mêlées à la masse du sang qu'elles vicient lentement, comme le pourraient faire les urines ou les produits de la transpiration, s'ils n'étaient expulsés à temps voulu. Dans les constipations opiniâtres, l'odeur des matières excrémentielles remonte quelquefois jusqu'aux narines, ainsi que l'a observé le Dr Fodéré.

Ces explications données, il ne paraîtra plus exagéré de prétendre que la constipation est la source des maladies les plus graves. Sa pernicieuse influence s'étend aussi sur le moral du malade dont le caractère s'aigrit et s'irrite dès plus légers ennuis. Il est habituellement mélancolique et triste, taciturne et morose ; il souffre de céphalalgies opiniâtres. « Le travail intellectuel est difficile chez lui ; il a une tendance au sommeil après le repas. » (Dr Valleix.)

Ces différents symptômes varient avec l'âge et le tempérament des individus.

Les enfants sont moins souvent atteints, grâce à la nature spéciale de leur alimentation. Ceux cependant qui sont affectés de ce trouble dans la digestion, ont le teint blême, les chairs molles ; leur développement est lent. Parfois même, ils ont des accès de convulsions.

Les jeunes filles sont plus exposées à la constipation, qu'accompagnent presque toujours la chlorose et l'anémie. Le mal est surtout à craindre à l'époque de la puberté.

Les adultes dont le développement est terminé, sont souvent affligés d'une constipation habituelle qui, jusqu'à un certain point, ne trouble pas leur santé ; mais, à la plus légère atteinte morbide, ce symptôme devient inquiétant ; c'est ainsi que la constipation aggrave les désordres stomacaux et rend plus sérieuses les gastrites et les hépatites ; elle survient fréquemment aussi pendant la grossesse, par suite de la distension de l'utérus qui s'oppose au passage des matières fécales.

Toutes les fonctions ont perdu de leur vigueur et de leur régularité chez les personnes d'un âge avancé, l'appareil digestif n'échappe pas à cette influence des années ; de plus, la prostate, par suite d'une hypertrophie sénile, arrive à peser sur l'intestin et à gêner les évacuations. Donc, à cet âge plus qu'à tout autre, la constipation doit être énergiquement combattue.

Si les femmes sont plus exposées à cette affection que les hommes, cela tient à leurs habitudes plus sédentaires, à l'usage du corset qui comprime la ceinture et le ventre ; à leurs névroses fréquentes et particulièrement aux rétentions volontaires qui leur sont imposées, dans les grandes villes surtout.

Les hypocondres sont presque toujours constipés.

Parmi les maladies qui engendrent directement la constipation, il convient de citer tout d'abord celles qui ont pour effet de diminuer ou de détruire la sensibilité ou la contractibilité de l'intestin : la paralysie intestinale, assez rare d'ailleurs, l'entérite et la gastro-entérite chroniques, les ulcérations des muqueuses qui tapissent les parois de l'intestin.

Les rapports entre le foie et les intestins sont très intimes, puisque le premier sécrète la bile dont le rôle est de faciliter la digestion intestinale et de s'opposer à la fermentation des fèces; il en résulte que les maladies du foie et du pancréas se font sentir aussi sur les intestins.

Quelques maladies se compliquent de constipation, sans pour cela qu'elles aient une action directe sur l'intestin. Telles sont: les méningites tuberculeuses aiguës, les altérations du sang; la congestion, les hémorragies, la myélite; les gastrites et les affections chroniques de l'estomac; l'ataxie locomotrice, la chlorose et la catalepsie.

L'abus des lavements produit aussi la constipation : l'injection réitérée de liquide dans les intestins, étire les fibres musculaires et émousse leur sensibilité. L'abus de certains médicaments, des purgatifs, par exemple, a les mêmes inconvénients.

Parfois aussi, la rétention des résidus de la digestion est causée par un obstacle mécanique qui s'oppose à leur sortie : un corps étranger, un rétrécissement du rectum, une tumeur des intestins, une occlusion intestinale.

Enfin et avant tout, le bon état des intestins et leur régularité dépendent du genre de vie que mène l'individu et de l'alimentation qu'il prend : une nourriture insuffisante ou exagérée, ou trop azotée cause la constipation, comme aussi les boissons alcooliques, qui font naître des troubles de sécrétion et d'innervation.

*
* *

Lorsque la constipation n'est qu'accidentelle, elle cède facilement à l'usage de lavements simples ou préparés avec une infusion de mercuriale ou de séné, et aux purgations légères. Une serviette plongée dans l'eau froide et placée, après avoir été égouttée, sur l'abdomen a souvent pour effet d'amener une réaction qui rétablit une défécation normale.

La guérison de la constipation chronique exige plus de temps et de plus grands efforts.

Le professeur Trousseau recommande d'avoir tout d'abord recours à la médication naturelle : « Il faut que chaque jour, à la même heure, on se présente à la garde-robe et qu'on fasse pendant assez longtemps de puissants efforts ; si ces efforts restent infructueux, il faut attendre au lendemain quand même le besoin se ferait sentir auparavant. Si le deuxième jour, il n'y a pas d'évacuation, on prendra immédiatement un lavement d'eau dégourdie, puis d'eau froide. La répétition de l'acte, invariablement à la même heure, finit par amener le sentiment du besoin au moment où l'on veut aller à la selle, et il est rare qu'après huit ou dix jours de ces patientes et méthodiques manœuvres on n'obtienne pas une exonération quotidienne. »

L'alimentation, pendant au moins toute la durée de la cure, sera légère et consistera en viandes blanches, en légumes et en fruits verts ; le régime exclusivement végétal est le régime de choix. Pas de vin pur, et encore moins d'alcool, mais du vin coupé d'une eau minérale (Saint-Galmier, Châtelguyon), du lait ou de la bière.

Afin de rendre la digestion plus facile, les exercices physiques modérés et les promenades (de 3 à 4 kilomètres par jour), à pied ou le travail à l'air libre sont recommandés.

Dans le plus grand nombre de cas, cette médication naturelle suffit à guérir la constipation ; si, cependant, elle n'a qu'une efficacité temporaire, il devient nécessaire de remonter à la source même du mal, le mauvais état de l'appareil digestif et de la supprimer.

On a, pour cela, recours à l'hydrothérapie, au massage abdominal léger, fait matin et soir, à l'électricité, puis, surtout, aux purgations et aux clystères.

CLYSTÈRES

L'injection d'un liquide dans le rectum, par l'anus, est désigné sous le nom de lavement ou de clystère, et se fait au moyen d'appareils appelés clysopompes et irrigateurs.

Le liquide injecté pénètre dans le gros intestin jusqu'à la valvule iléo-cœcale, distend le canal et lubrifie la surface de la membrane muqueuse. Sa nature et son volume varient selon qu'il doit être conservé le plus longtemps possible ou rejeté presque aussitôt ; dans le premier cas, le poids va de 125 grammes (un quart de lavement) à 250 (un demi-lavement), et dans le second, il atteint 500 grammes.

Les clystères varient entre eux par la nature du liquide employé : les uns consistent simplement en eau, les autres renferment des substances médicamenteuses ou des matières alimentaires.

Les lavements simples, à l'eau, quand ils sont à la température du corps, amènent presque mécaniquement la distension des parois du gros intestin et en augmentent les mouvements péristaltiques. Quelquefois, dans le cas de constipation rebelle, par exemple, l'eau est absorbée par les radicules veineuses et lymphatiques, et l'on éprouve un sentiment agréable de fraîcheur dans la cavité abdominale. A une température supérieure à 32 degrés, les lavements simples causent le relâchement et souvent la constipation habituelle ; froids, ils provoquent rapidement le besoin d'aller à la selle, et diminuent l'inflammation des intestins ; ils sont alors très utiles dans les fièvres graves.

Les lavements médicamenteux servent à introduire par le rectum des substances thérapeutiques que le malade ne peut absorber par la bouche, soit que ces substances lui répugnent, soit qu'une affection locale s'oppose à leur passage ; on les utilise encore lorsqu'on veut agir directement sur les organes malades.

Dans certaines maladies, le patient ne peut prendre aucune nourriture par la bouche ; on réussit à le soutenir et à l'empêcher de succomber d'inanition en introduisant dans ses intestins, sous forme de clystères, du bouillon, de la peptone ou encore une décoction de pain.

Le genre de lavement connu sous le nom de

douche ascendante, permet de projeter avec une certaine force le liquide dans le rectum. L'appareil est des plus simples. Il consiste en un récipient dont une des faces est plate et que l'on suspend au mur à environ un mètre au-dessus du siège ; un tuyau en caoutchouc, terminé par une canule, permet à l'eau d'arriver dans le rectum, où elle pénètre sans secousses et sous l'action seule de son propre poids.

La meilleure position pour prendre un clystère est celle-ci : se coucher sur le *côté droit*, le tronc moins élevé que le bassin, le corps courbé légèrement en forme d'arc. La canule, enduite d'un corps gras, est introduite obliquement dans l'anus afin d'éviter de meurtrir ou de léser les parois du rectum.

Les lavements, on vient de le voir, sont des plus utiles pour ramener à l'état normal les fonctions des tubes digestifs ; leur emploi est toujours salutaire. Cependant, et comme de toutes choses, leur abus est mauvais, et pourrait produire une distension permanente des fibres intestinales et en détruire la sensibilité.

LES PURGATIFS

« Je me porte très bien de ma purge », écrivait, il y a deux siècles, Mme de Sévigné. De son temps, en effet, la purgation était fort en honneur ; des plus lucratives aussi était la profession des apothicaires chargés de l'administrer : le type inoubliable de Maître Purgon du *Malade imaginaire*, nous donne une idée de l'importance qu'eux-mêmes attachaient à leurs fonctions de confiance.

La purgation n'a rien perdu de sa vogue, et à juste titre, du reste.

On divise les purgatifs en trois groupes, suivant l'action qu'ils ont sur l'appareil digestif : en purgatifs énergiques, les *drastiques,* en purgatifs d'une intensité moyenne, les *cathartiques*, et en purgatifs légers, les *laxatifs*.

Les *drastiques* provoquent une vive irritation des deux intestins dans lesquels ils font affluer le sang et les humeurs ; leur action énergique occasionne de violents mouvements péristaltiques et une activité très grande des fibres musculaires. Ils débarrassent les intestins de toutes les matières qui les encombrent et, de plus, s'infiltrant dans le torrent de la circulation, ils entraînent avec eux les humeurs mêlées au sang et aident à leur expulsion. « Purger, c'est saigner, » dit un vieil adage.

La force avec laquelle ils agissent se fait sentir dans tout l'organisme, aussi les emploie-t-on avec succès contre l'hydropisie, les hémorragies cérébrales et contre la constipation. Les déjections abondantes que les drastiques provoquent sont accompagnées de coliques douloureuses.

Les principaux de ces purgatifs sont tirés du règne végétal : les huiles de croton et d'épurge ; la coloquinte, la colchique, l'ellébore, l'aloës, la gomme-gutte.

L'action des *cathartiques* est localisée aux intestins ; une prompte dérivation suit l'ingestion d'un de ces purgatifs.

Les médecins ont presque toujours recours à eux au début des maladies ; administrés à temps, ils coupent les fièvres et empêchent les inflammations. Ils sont d'un usage excellent dans les indispositions, les troubles ou les dérangements de l'estomac. Dans les convalescences lentes, ils conviennent admirablement pour stimuler la paresse des intestins et faire retrouver l'appétit perdu.

La plupart des cathartiques sont des minéraux: la magnésie, des carbonates, tartrates, sulfates (de soude ou sel de Glauber, de magnésie ou sel d'Epsom), les phosphates de soude ou de potasse; les eaux minérales, dont les plus renommées sont: en France, les sources de Montmirail, de Saint-Gervais, d'Uriage, de Bourbonne, de Chatelguyon; en Bohême: celles de Pullna et de Sedlitz; en Hongrie: celle de Hunyadi-Janos; en Allemagne: celle de Carlsbad, et enfin l'eau de Rubinat (Espagne), la plus riche du monde en principes minéralisateurs. L'eau de Rubinat, limpide et claire, est efficace à petite dose (un verre ordinaire) et elle se boit sans dégoût, car elle n'est que faiblement salée et légèrement amère.

Quelques personnes délicates ne consentent que difficilement à boire de l'eau minérale. Un bon moyen de vaincre leur répugnance, en enlevant à l'eau tout mauvais goût, est d'additionner le verre d'eau purgative de trois ou quatre gouttes d'essence de menthe.

Voici encore quelques cathartiques souvent employés: le chlorure de sodium, le calomel, la rhubarbe, le séné et l'huile de ricin.

Je m'attarderai sur ce dernier purgatif, parce qu'il est très actif tout en n'irritant pas les intestins.

Le ricin est une plante de la famille des Euphorbiacées, originaire des pays chauds où elle acquiert un développement que l'on ne peut soupçonner, lorsqu'on voit la petite taille et la faiblesse des plants de ricin cultivés en France, tant pour leurs propriétés thérapeutiques que pour la beauté de leurs feuilles: dans l'Inde, en Amérique et en Océanie, le ricin est un arbre; en Europe, c'est à peine un arbuste. Ses semences, — seule partie de la plante qui soit employée, — ont à peu près la grosseur d'un haricot. Leur forme est oblongue; leur enveloppe crustacée, marbrée de taches brunes, grises et blanches, est comme vernie. A l'intérieur, est logée une amande qui donne, par compression à froid, plus de 50 0/0 de son poids d'une huile visqueuse, peu colorée, dans la composition de laquelle entrent des acides gras, un alcaloïde ni toxique ni purgatif appelé ricinine et une résine, découverte par Geiger, qui serait le principe actif. L'huile de ricin est quelquefois désignée sous le nom d'*huile de palma-christi* et d'*huile de castor*.

Les semences ont une action plus énergique que l'huile elle-même: une seule peut provoquer des vomissements compliqués de diarrhée, de crampes, et de refroidissements.

L'huile de ricin est recommandée principalement dans les cas d'irritation des intestins, dans les embarras gastriques, la constipation, les hernies étranglées, les métrites, la péritonite et aussi pour la destruction des vers intestinaux. Les feuilles du ricin, appliquées sur les seins, passent pour avoir des effets emménagogues et antilaiteux.

L'huile de ricin est souvent délaissée tant elle est désagréable au goût; de plus, elle ne se mélange qu'imparfaitement avec le lait ou le café dans lequel on la verse d'habitude avant de l'absorber: de là cet aspect peu engageant du liquide; ce mode d'emploi peut aussi dégoûter à jamais du café ou du lait.

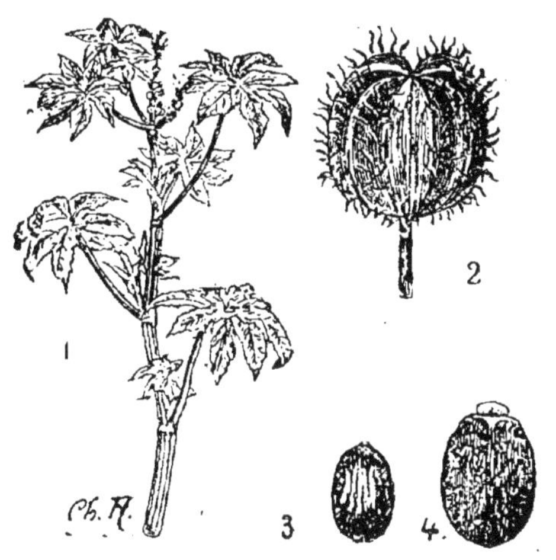

Ricin.
1. Tige et feuilles. — 2. Fruit. — 3 et 4. Graines

Quant à la boire pure, il faut avoir un certain courage pour le faire!

Il est un moyen que je recommande, pour en avoir usé assez souvent. Pour faire prendre à un malade une dose d'huile de ricin, sans qu'il en sente le goût répugnant, on humecte avec du cognac ou du rhum l'intérieur d'un verre à Bordeaux, et l'on verse l'huile dans le verre, dont elle ne peut mouiller les parois déjà humectées d'alcool. On se gargarise ensuite la bouche avec un peu de cognac ou de rhum et l'on avale la purge, en deux ou trois lippées même, si l'on veut, car l'alcool forme enveloppe et les sens du goût et du toucher ne sont pas affectés.

Voici encore un mode d'administration de l'huile de ricin, qui la fait accepter par les malades les plus délicats.

Préparer un looch blanc dans lequel l'huile d'amandes douces est remplacée par de l'huile de ricin ; ajouter, pour aromatiser, 2 ou 3 grammes d'eau de laurier-cerise. L'huile de ricin s'émulsionne très bien et donne un looch parfait. Les quantités employées doivent être les suivantes:

Looch blanc..	100	grammes.
Huile de ricin..	30	—
Eau de laurier-cerise..	3	—

La potion se prend en deux fois, à une demi-heure d'intervalle.

Le troisième groupe de purgatifs est celui des *laxatifs* : manne, casse, pruneaux, miel, charbon végétal, graines de moutarde blanche, huile d'olive, graines de lin, tamarin.

Ces purgatifs, inoffensifs quelle que soit la fréquence de leur emploi, conviennent aux enfants, aux vieillards, aux convalescents, c'est-à-dire aux personnes délicates dont il ne faut pas fatiguer l'estomac. Leur action est bénigne et produit des évacuations lentes et faciles, sans coliques et sans douleurs; ils suffisent souvent à expulser les vers intestinaux.

En résumé, les phénomènes principaux consécutifs

d'un purgatif administré à propos, sont les suivants: excitation de la membrane muqueuse et sécrétion abondante des sucs biliaire et pancréatique; activité plus grande des mouvements péristaltiques; enfin, expulsion hors du canal intestinal de toutes les matières impropres.

A ces effets, souvent violents, succède un état agréable de bien-être. Les organes intestinaux, redevenus sensibles et contractiles, reprennent leur régularité première; le corps est plus fort, plus libre dans ses mouvements, l'appétit se manifeste de nouveau; l'esprit se sent plus dispos et plus léger.

Ce que j'ai dit des clystères, je le répéterai à propos des purgatifs : ceux-ci, comme ceux-là ne rendent de réels services qu'à la condition d'être pris seulement quand le besoin s'en fait sentir. Trop souvent administrés, ils émoussent la sensibilité de l'intestin et finissent par abolir le réflexe de la muqueuse qui, excitée, refuse d'obéir aux stimulations naturelles.

*
* *

Il me reste à mettre en garde contre un préjugé qui veut que manger beaucoup soit le signe d'un estomac en bon état. Il n'en est rien; ce serait plutôt la preuve de l'existence d'une maladie, la boulimie entre autres, ou d'une déformation de l'estomac, une dilatation, par exemple. Il est important de rappeler que l'on est nourri par ce que l'on digère et non par ce que l'on mange. Je crois avoir indiqué quelles sont les conditions indispensables d'une bonne digestion. J'ajouterai encore ce dernier conseil à ceux que j'ai donnés : bien mâcher et bien marcher sont les deux plus grands secrets que je connaisse pour vivre longtemps.

LES VOMITIFS

L'IPÉCACUANA

La nécessité où l'on est souvent de prendre ou de donner un vomitif, en l'absence d'un médecin, ou avant son arrivée, exige que l'on connaisse exactement ce que c'est que ce remède et aussi que l'on sache en user en temps opportun, avec toutes les précautions que demande sa nature plus ou moins toxique.

Pour cette raison, j'ai cru devoir faire de ces médicaments le sujet d'une causerie qui, je l'espère, ne manquera pas d'être utile.

Les vomitifs sont des agents thérapeutiques dont la propriété est de provoquer le rejet, par la bouche et généralement avec effort, des matières contenues dans l'estomac.

Leur action sur l'organisme est spéciale et se fait profondément sentir : de là, leur efficacité si rapide.

Les propriétés des vomitifs — tant minéraux que végétaux, — ne sont pas dues à un principe unique, mais à des substances diverses qu'ils renferment : la scillitine, l'émétine, des huiles âcres et volatiles, des sulfures, des oxydes métalliques.

L'absorption d'un vomitif est suivie, au bout d'un certain temps, d'un mouvement spasmodique du pharynx et de l'œsophage, ainsi que d'une sécrétion abondante de salive. Puis surviennent des nausées et des contractions convulsives des muscles abdominaux. Ces contractions occasionnent la compression de l'estomac entre le diaphragme et les parois du ventre, et amènent ainsi l'expulsion, d'abord des liquides restés dans l'estomac, puis, celle des matières muqueuses et bilieuses renfermées dans les intestins. Presque toujours aussi des coliques suivies d'évacuations alvines se produisent.

Lorsque les vomitifs sont employés à des doses assez fortes, ou lorsqu'ils sont très énergiques, leur influence est subie par tout l'organisme. Le patient éprouve un malaise général, caractérisé par des maux de tête, des frissons et des sueurs froides. Pendant la période d'anxiété qui commence à l'instant où le médicament agit, la respiration se ralentit et devient irrégulière, les battements du cœur diminuent de fréquence, alors que le pouls, par contre, s'accélère ; des larmes montent quelquefois aux yeux.

Quand se font sentir les secousses qui ont pour résultat de rejeter la bile, le suc pancréatique et le mucus intestinal, une sueur générale et abondante succède aux sueurs froides et partielles.

L'expulsion terminée, le calme renaît dans l'économie, en même temps que se manifeste un sentiment de bien-être relatif.

Les vomitifs n'ont pas tous la même influence sur l'organisme. Ainsi, les uns, ceux qui sont tirés du règne minéral, l'émétique entre autres, agissent comme évacuants ; d'autres, les oxydes d'antimoine, par exemple, sont diaphorétiques, c'est-à-dire amènent une transpiration abondante. Ils ne sauraient donc être utilisés indifféremment, mais bien selon l'effet que l'on veut obtenir et selon la maladie à traiter.

Voici quelques indications générales sur leur emploi.

Ils sont prescrits, comme évacuants, dans les affections gastro-intestinales, généralement appelées embarras gastriques et dans les fièvres bilieuses ; dans les cas d'empoisonnement par les champignons, les moules, la ciguë, le datura, etc.

Lorsqu'au début d'une fièvre, la langue et les autres parties du conduit digestif sont recouvertes d'enduit suburral (on dit alors communément, avoir la langue blanche), les vomitifs s'opposent à la sécrétion morbide, stimulent l'estomac et les intestins et en régularisent le fonctionnement.

Leur action, — s'ils sont administrés à plusieurs reprises, — est particulièrement salutaire dans le traitement des coqueluches, des bronchites et des asthmes spasmodiques.

Ils sont la première médication à employer contre le croup,

> Monstre hideux, épervier des ténèbres,

maladie terrifiante que le poète a décrite en ces vers pleins de l'effroi qu'elle inspire :

> Qui n'a vu se débattre, hélas ! ces doux enfants
> Qu'étreint le croup féroce en ses doigts étouffants !

Ils luttent ! L'ombre emplit lentement leurs yeux d'ange,
Et de leur bouche froide, il sort un râle étrange
Et si mystérieux qu'il semble qu'on entend
Dans leur poitrine où meurt le souffle haletant,
L'affreux coq du tombeau chanter son aube obscure.

Contre la phtisie pulmonaire même, les vomitifs, associés à des toniques appropriés, donnent de bons résultats.

Ces médicaments, d'une utilité si grande, sont fort nombreux et de nature différente, suivant qu'ils appartiennent au règne minéral ou au règne végétal.

Parmi les premiers, je citerai : l'émétique (tartrate d'antimoine et de potasse) et le kermès (sulfure d'antimoine hydraté ou sulfantimoniure de sodium); parmi les seconds, la racine d'euphorbe, le narcisse, quelques espèces de la famille des violacées et surtout l'ipécacuana, le plus utilisé, et par conséquent celui de tous que l'on a le plus d'intérêt à bien connaître.

*
* *

Je ne puis écrire ce mot d'ipécacuana, sans que ma mémoire me reporte à l'époque où je faisais mon service militaire, et sans que se représente à mes yeux une scène souvent répétée et qui m'amusait toujours.

J'assistais, chaque matin, le médecin-major pendant la visite des consultants, assez nombreux, soit qu'ils fussent réellement indisposés, soit qu'ils ne se fussent fait « porter malades » que dans le but de paresser au lit, après le réveil, ou d'échapper à une corvée, à un service ennuyeux. Le médecin-major n'est pas la dupe de ces simulateurs, mais que peut-il faire? Ces pauvres docteurs militaires jouent un peu le rôle de boucs-émissaires : le colonel leur enjoint d'être durs, et leur compassion, — car ce sont, certes, les officiers les plus paternels du régiment, — s'oppose à ce que, par l'inscription de la mention « non reconnu malade » sur le cahier de la compagnie, ils fassent punir les carottiers. Dans l'alternative d'être trop sévères ou trop bons, et quelquefois aussi parce qu'ils sont dans le doute, ils prescrivent un ipécacuana, — le troupier prononce « un péca » — aux consultants dont ils suspectent la bonne foi. Cette médication ne peut, du reste, que produire un bon effet, presque tous les soldats souffrant, plus ou moins, d'embarras gastriques, causés par une nourriture qui ne leur plaît pas ou qu'ils avalent trop à la hâte. Le « péca » est assez répugnant au goût, c'est cette raison qui le fait prescrire par le médecin-major, et rien n'est plus drôle que les grimaces du faux-malade, absorbant son vomitif sous l'œil vigilant du docteur : les plus hardis y regardent à deux fois avant d'aller, de gaieté de cœur, s'exposer à s'en faire ordonner un. Ainsi, grâce à l'ipécacuana, se trouvent conciliés les besoins du service et... la bonté d'âme du médecin-major.

*
* *

L'*ipécacuana* est une plante de la famille des rubiacées et originaire de la Nouvelle-Grenade, de la Colombie et du Brésil. La plante, haute d'un pied, a des fleurs très petites, réunies en groupe directement au sommet de la tige; les fruits, légèrement piriformes, sont à noyau ; les feuilles sont ovales et entières. La tige se termine par une racine qui court horizontalement dans le sol et de la-

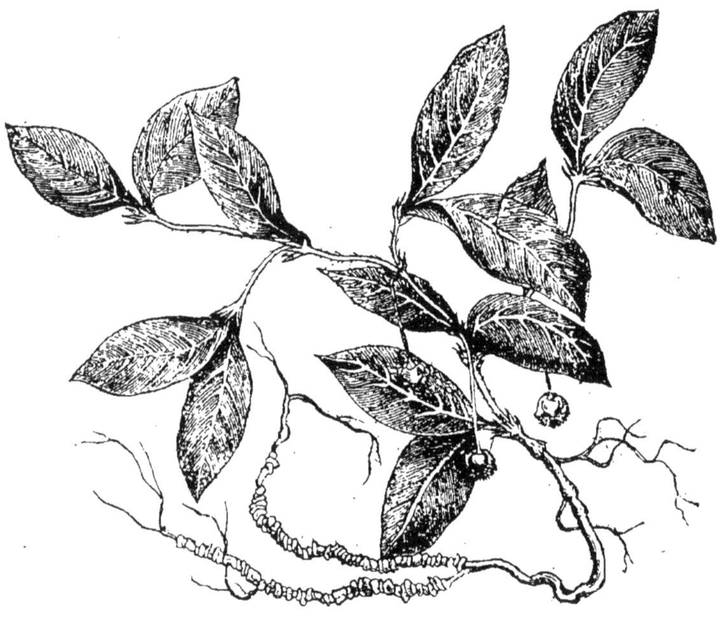

IPÉCACUANA.
Racines, feuilles et fruits.

quelle se détachent des radicelles tuberculeuses allongées.

Cette rubiacée croît rarement solitaire, mais par bouquets nommés redoloros par les poayeros (arracheurs). Ceux-ci, pour arracher la plante, saisissent, d'une main, toutes les tiges d'un bouquet et de l'autre enfoncent sous les racines un bâton pointu avec lequel ils soulèvent la terre. La plante extraite, ils en coupent la partie utile qu'ils renferment dans une gibecière. Un poayero actif récolte, dans une journée, de cinq à six kilos d'ipécacuana, qui, après avoir été exposé au soleil pour s'y dessécher, perd la moitié de son poids.

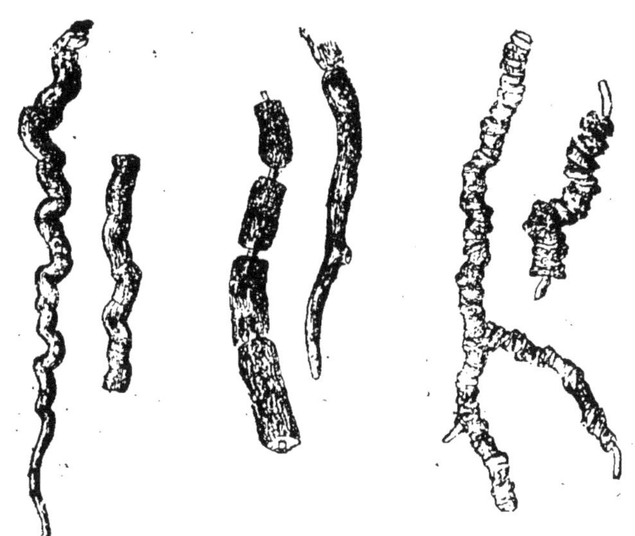

RACINES D'IPÉCACUANA.
Ipécacuana annelé. — Ipécacuana ondulé. — Ipécacuana strié.

L'ipécacuana offre de nombreuses variétés dont trois surtout sont utilisées : l'*ipécacuana annelé*, l'*ipécacuana strié* et l'*ipécacuana ondulé*.

L'ipécacuana annelé (*béconquille* ou *racine d'or*) a ses racines grosses comme une paille, longues de sept à dix centimètres et irrégulièrement courbées ; leur couleur est d'un blanc-jaunâtre à l'intérieur ; l'écorce épaisse a une teinte gris-noirâtre ou gris-rougeâtre ; enfin, la tige est formée d'anneaux soudés les uns aux autres, particularité qui a valu son nom à la plante.

L'ipécacuana strié, d'un gris-noirâtre intérieurement, est d'un gris sale à l'extérieur. L'écorce est caractérisée par des stries longitudinales.

L'ipécacuana ondulé ou blanc est particulier à la Colombie. La racine est faite d'anneaux incomplets ou, plutôt, est creusée de sillons demi-circulaires ; elle est grisâtre et renferme une substance d'aspect farineux.

L'ipécacuana est d'une odeur nauséabonde, d'une saveur âcre et amère.

*
* *

L'histoire de l'entrée de l'ipécacuana dans le domaine thérapeutique n'est pas sans présenter quelque intérêt.

En 1672, le fameux Pison avait, à la vérité, signalé l'efficacité de cette rubiacée contre la dysenterie, mais sans réussir à en faire accepter l'emploi. Ce ne fut qu'en 1686, sous le Roi-Soleil, et dans de curieuses circonstances, qu'elle fut appréciée à sa valeur. Un négociant français, Grenier, avait rapporté d'Amérique, une centaine de kilogrammes d'ipécacuana ; ne sachant trop comment utiliser cette racine, il en confia une partie au médecin hollandais Helvétius, qui l'expérimenta, *in anima vili*, à l'Hôtel-Dieu, et qui, enchanté des résultats obtenus, s'en servit pour soigner sa clientèle de gens de qualité, et, entre autres grands personnages, le Dauphin lui-même qu'il guérit d'une maladie grave. Louis XIV, dans sa reconnaissance, accorda à Helvétius une somme de mille louis et le privilège exclusif de la vente du nouveau remède. Le commerçant Grenier réclama et voulut faire valoir ses droits ; mais, moins bien en cour que le peu scrupuleux médecin, il perdit son procès. Alors, pour se venger, il divulgua le secret, et l'ipécacuana devint du domaine public.

D'après M. Dorvanet, ce serait le Dr Legras qui aurait rapporté d'Amérique la *racine d'or* « qu'il fit vendre par un pharmacien sous le nom de *beconquille* et de *mine*. Helvétius, célèbre médecin de l'époque s'assura de ses propriétés par des expériences, et Louis XIV lui en acheta le secret par l'intermédiaire du Père Lachaise ».

Quoi qu'il en soit, dès ce moment, l'ipécacuana fut considéré comme un précieux médicament.

Au commencement de ce siècle, il fut l'objet de nombreuses études de la part des chimistes Boulduc, Lassone fils, Irvine, pour ne citer que les plus connus. L'analyse la plus complète en fut faite, en 1817, par Pelletier et Magendie ; ils découvrirent le principe actif de l'ipécacuana, l'*émétine* qui entre pour 16 parties sur 100 dans la composition de la plante, laquelle contient en outre des matières grasses, résineuses et salines, de la cire et de la gomme, une grande quantité de ligneux et d'amidon, quelques traces d'acide gallique et, selon M. Hurant-Montillard, du pectate de chaux.

L'émétine est une substance blanche, cristallisable, à la saveur amère, peu soluble dans l'eau, mais très soluble dans l'alcool et le chloroforme. Pure et à la dose de 3 à 5 centigrammes, elle produit les mêmes effets que l'ipécacuana ; malgré cela, elle n'est point utilisée comme vomitif, car elle est très toxique et, de plus, son action est incertaine. On la trouve dans l'écorce de la plante plutôt que dans le méditullium.

L'ipécacuana annelé est la variété la plus riche en émétine. Pour l'obtenir, il suffit de pulvériser la plante.

L'ipécacuana en poudre a, sur les muqueuses, une influence irritante très forte, et les ouvriers qui la préparent doivent se prémunir contre ses émanations. Certaines personnes sont prises de suffocations, d'asthmes violents, mais de courte durée, quand elles sont dans une atmosphère renfermant la moindre poussière d'ipécacuana. Sur la peau même, elle a une action révulsive assez intense.

Les propriétés médicales de l'ipécacuana sont nombreuses et permettent d'utiliser cette plante dans des cas fort différents.

Moins dangereux que l'émétique, il est surtout employé pour solliciter les vomissements dans les embarras gastriques, le choléra, les hémoptysies. Il est, dans ce cas, administré aux enfants sous la forme d'un sirop, à la dose de 15 à 30 grammes ; l'on augmente, si besoin est, l'efficacité du sirop en y ajoutant un peu de poudre d'ipéca ; la quantité à donner varie de une cuillerée à café à deux cuillerées à bouche. Pour l'adulte, la dose est de 1 à 2 grammes de poudre, dans de l'eau tiède.

En tablettes ou en pastilles (1 centigramme pris en plusieurs fois) l'ipécacuana est expectorant, et s'ordonne dans le traitement de la bronchite, de la coqueluche et du catarrhe pulmonaire : il facilite l'excrétion des matières épaisses qui s'amassent dans les bronches, et qui, par la gêne qu'elles causent, provoquent la toux.

Les vertus purgatives et substitutives de la racine d'or sont mises à profit dans la dysenterie et la diarrhée chronique ; la plante, est, dans ce cas préparée suivant la *méthode brésilienne*, c'est-à-dire en infusion.

On prescrit encore l'ipécacuana comme tonique dans les fièvres intermittentes.

Pris en poudre, au cours d'une pneumonie, il diminue la fièvre, la chaleur et le stimulus morbide.

Contre les hémorragies, il est supérieur à la digitale et au tartre stibié, car il exerce sur les fibres lisses une influence qui se traduit par la contraction des capillaires sanguins.

Enfin, comme médicament à usage externe, la poudre d'ipécacuana sert à la préparation d'une pommade rubéfiante et caustique.

En résumé, la poudre est onique et astringente ; à dose assez élevée et appliquée directement sur la membrane pituitaire, elle est un violent sternutatoire ; ingérée dans l'estomac, elle amène le rejet des matières liquides ou solides qui embarrassent l'appareil digestif ; enfin, elle sert à irriter toutes les parties du canal digestif, et agit alors comme un purgatif.

*
* *

Une importante recommandation s'impose ici :

l'emploi de l'ipécacuana et des substances similaires n'est pas sans danger : un vomitif quel qu'il soit, pris à forte dose, est un poison et peut occasionner des désordres très graves, aussi doit-on n'en user qu'à bon escient et avec modération et, à moins d'un cas très pressant, prendre auparavant l'avis du médecin.

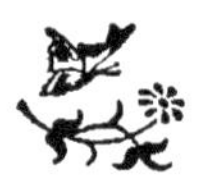

LE VIN

SES PROPRIÉTÉS NUTRITIVES ET THÉRAPEUTIQUES

Bien qu'il eût été insidieusement trompé — la Genèse emploie un terme plus dur, — par les vertus capiteuses du vin, Noé n'en avait pas tari la source, puisque :

Noé d'humeur maligne,
Portant un cep dans son bateau,
Chantait : « Sauvons la vigne
» Et laissons couler l'eau ! »

Depuis notre commun ancêtre, le « divin jus du raisin » a toujours eu d'innombrables adorateurs et tous, poètes et savants, moralistes et philosophes, grands et petits, ont subi sa douce séduction.

Homère a chanté les louanges de cette « exquise liqueur, breuvage pur et divin » ; et après lui, Pindare, Ovide, Sophocle, Anacréon et tant d'autres, sans oublier le médecin-poète Asclépiade qui s'écriait, non sans quelque irrévérence envers l'Olympe : « La puissance des dieux égale à peine l'utilité des vins. » Depuis les Grecs et les Romains, le vin n'a rien perdu de sa renommée, il est toujours la délicieuse boisson qui donne à l'esprit la gaieté, chasse les chagrins et les soucis, et ouvre le cœur à la franchise : *in vino veritas*. La propriété qu'a le vin de délier les langues, a inspiré un chef-d'œuvre à Désaugiers, sa chanson *La treille de sincérité*. J'en détache ce couplet à l'adresse des médecins, non par ironie, mais parce qu'il est charmant :

Un docteur qui faisait parade
De son infaillibilité,
Allant visiter le malade
Vit le raisin et fut tenté.
Puis, de son homme ouvrant la porte
Et le trouvant sans pouls ni voix :
« C'est, dit-il, le diable m'emporte,
» Le trentième depuis un mois. »

Et Désaugiers ajoute tristement :

Nous n'avons plus cette merveille,
Ce phénomène regretté,
La treille de sincérité.

Le vin, il est vrai, a eu de tous temps des détracteurs, mais plus violents que nombreux. Or, s'il fallait prendre pour criterium de la vérité, les goûts individuels, il faudrait renoncer à jamais s'entendre. Portons donc un jugement sur le vin, non pas d'après les dithyrambes des uns, ou les réprobations des autres, mais d'après sa nature propre et l'analyse de ses qualités physiques et chimiques.

On peut faire campagne contre l'alcoolisme et rendre justice au vin, et il n'est pas douteux que, quel qu'il soit, et d'où qu'il vienne, rouge ou blanc, Bourgogne ou Bordeaux, le pur vin de récolte est

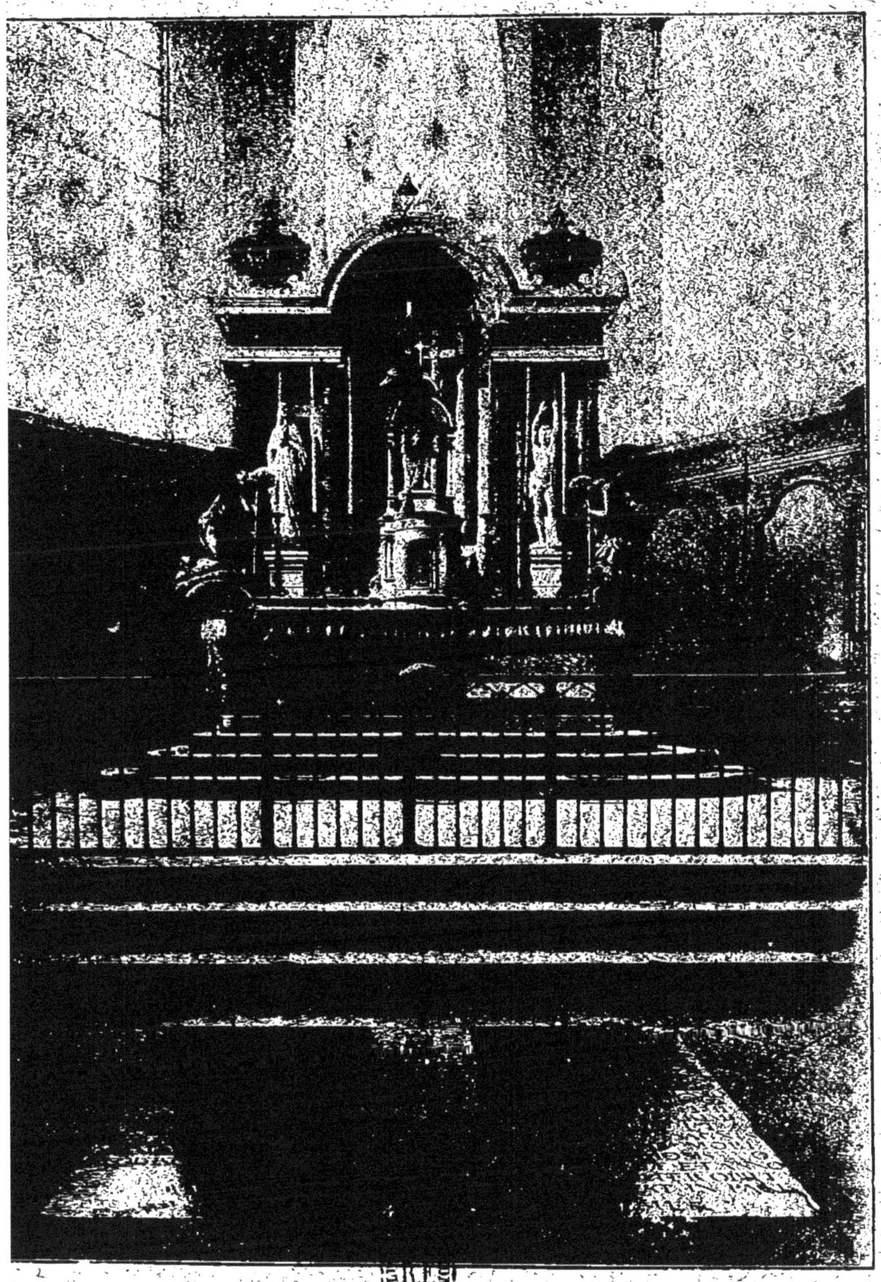

Tombeau de Dom Pérignon, à Hautvillers.

tonique et stimulant. Par malheur, comme toutes les autres denrées alimentaires, le vin n'a pas échappé à la sophistication et les conséquences sont faciles à deviner ; d'abord, le discrédit jeté inconsidérément sur ce produit, le plus beau de notre pays, ensuite, le spectacle démoralisateur que nous offrent les buveurs des cités industrielles.

*
* *

Les légions romaines importèrent en Gaule la vigne et la donnèrent aux vaincus en échange de la liberté qu'ils leur ravissaient. Peut-être était-ce par bonté d'âme, pour permettre aux Gaulois d'oublier plus facilement leur indépendance perdue!

La vigne réussit merveilleusement; elle acquit sur ce sol nouveau des qualités inconnues aux vignes de l'Orient et du Midi, et devint l'une des principales richesses de notre pays, ce qu'elle est toujours, bien que les vignobles aient été fort éprouvés depuis quelques années.

Les mêmes substances se retrouvent en général dans tous les vins, mais dans des proportions variables suivant les cépages, la nature du sol et le mode de culture. Voici ce que, par l'analyse, on découvre dans le vin : de l'eau, de l'alcool, du sucre, de la glycérine, du tanin, parfois de la glucose ; des acides tartrique, malique, carbonique et acétique ; un certain nombre de sels : tartrates de chaux, de potasse ; des chlorures, de l'albumine, d'autres matières azotées et des éthers. Ce sont principalement ces derniers qui constituent le *bouquet* du vin, que l'on n'a pu isoler jusqu'ici et que le célèbre chimiste

Berthelot estime se trouver dans le vin dans la proportion de 1/15000 à 1/30000.

Dans l'action physiologique du vin sur notre économie, l'alcool joue le principal rôle.

Les vins doivent à leur pays d'origine des vertus particulières. Ainsi, vanté déjà au IVe siècle par Ausone, précepteur de Gratien, le Bordeaux grâce à son alcool (8° à 11°), active la circulation du sang et la reconstitution des forces. On le prescrit aux tempéraments débiles, aux convalescents. Sa vogue était si grande au moyen âge, que Froissart narre en ses Chroniques qu'en 1272, on vit arriver à Bordeaux « toute une flotte, bien deux cents voiles et nefs de marchands qui allaient aux vins ».

L'exportation de ces crus semble tendre à perdre de son importance ; on a voulu en rechercher la cause et, dans ce but, une mission œnologique fit une enquête en Hongrie, en Allemagne et en Autriche. Le résultat des études entreprises par cette mission fut que la diminution dans la consommation des vins de Bordeaux était due au... prodigieux accroissement du nombre des fumeurs.

L'amour des Allemands pour l'eau-de-vie et la bière a considérablement augmenté en même temps que leur passion pour la pipe ; l'infection communiquée par le tabac à la bouche, a pour effet de diminuer la finesse et la sensibilité des organes du goût, par suite ceux-ci ne peuvent plus guère apprécier les vins en général, et en particulier les vins de Bordeaux, dont le bouquet est très suave, mais aussi très délicat. C'est là l'unique raison qui fait que les Teutons, gorgés de bière, empestés par l'odeur

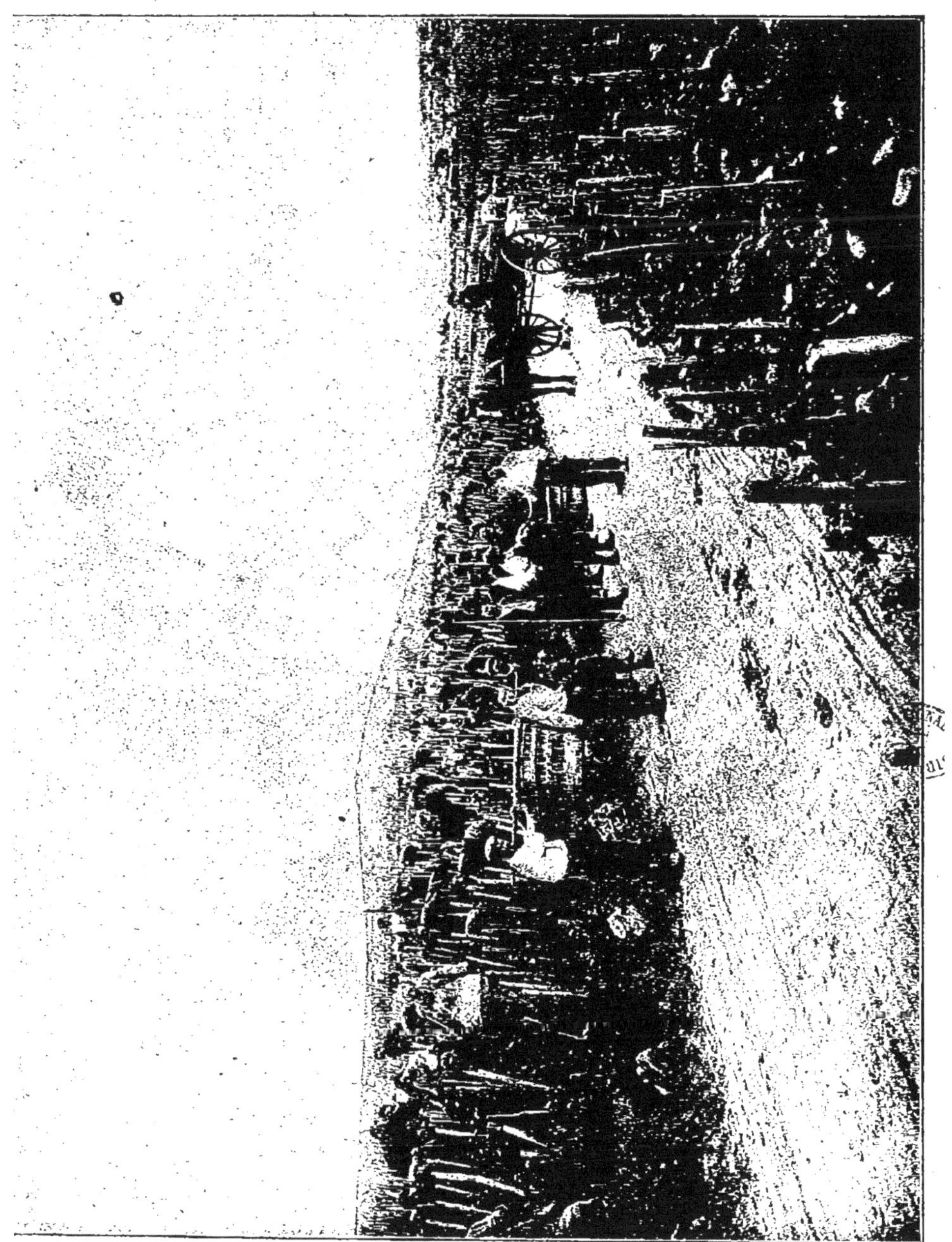

du tabac, ne peuvent *goûter* nos vins de Bordeaux, si fins, si parfumés.

Les princes de l'Europe donnaient souvent au duc de Bourgogne le nom de « prince des bons vins », tant étaient en faveur les crus bourguignons qui, bien que plus capiteux que les précédents, sont cependant moins alcooliques, puisqu'ils n'ont que 7° ou 8°. Ils facilitent la digestion, stimulent les facultés intellectuelles et conviennent donc parfaitement aux personnes dont l'estomac est paresseux, et à celles d'un caractère morose. Etendus d'eau, ils sont très consommés comme vins de table et excellents pour les anémiés et les vieillards.

Tous les vins rouges ordinaires sont plutôt astringents, surtout ceux qui contiennent beaucoup de tartre, de matière colorante et de tanin.

Les vins blancs, secs et légers, sont très rafraîchissants; ils éveillent singulièrement l'appétit. Ils sont employés avec succès pour combattre les affections diurétiques et les fièvres.

Le vin de Champagne, ce nectar pétillant apprécié dans le monde entier, très riche en alcool (11° à 12°), renferme une notable quantité d'acide carbonique, aussi excite-t-il rapidement le système nerveux, en procurant une gaieté fugace, une expansion passagère, qui le font rechercher dans les réunions joyeuses.

Il me serait pénible comme Champenois, sinon de naissance, du moins de goûts et d'adoption, de ne pas insister quelque peu sur les vins de la Champagne dont la renommée remonte au XIe siècle.

Le pape Urbain II les affectionnait. En 1328, ils

coulèrent à flots à l'occasion du mariage de Philippe de Valois. Plus tard, le morose Henri VIII, roi d'Angleterre, le taciturne Charles-Quint, qui, en se retirant au monastère de Saint-Just, prit soin de se munir de plusieurs muids de vins de Champagne, le chevaleresque François Ier, eurent leurs vignes sur les coteaux d'Ay. Mais le vin récolté était rouge, ce n'est que vers 1670 que les vignerons tentèrent d'en faire du vin presque blanc. A la fin du XVIIe siècle, on le rendit mousseux, grâce à la découverte d'un nouveau mode de fabrication que fit le Bénédictin dom Pérignon, procureur de l'Abbaye d'Hautvillers. Le poète Goffin rima en l'honneur du nouveau produit une charmante odelette en vers latins, heureusement traduite par B. de Monnoye :

Qu'Horace du Falerne entonne les louanges,
Que de son vieux Massique il vante les attraits,
Tous ces vins si fameux n'égaleront jamais
Du charmant Sillery les heureuses vendanges !

Aussi pur que le verre où la main l'a versé
Les yeux les plus perçants l'en distinguent à peine.
Qu'il est doux de sentir l'ambre de son haleine
Et de prévoir le goût par l'odeur annoncé !

D'abord à petits bonds une mousse argentine
Etincelle, pétille et bout de toutes parts ;
Un éclat plus tranquille offre ensuite aux regards
D'un liquide miroir la glace cristalline.

*
* *

A mes yeux, nul spectacle rural n'a autant de charme et de poésie que la vendange.

Lorsque les pédoncules des baies ont pris une teinte rougeâtre et que la peau des graines s'atten-

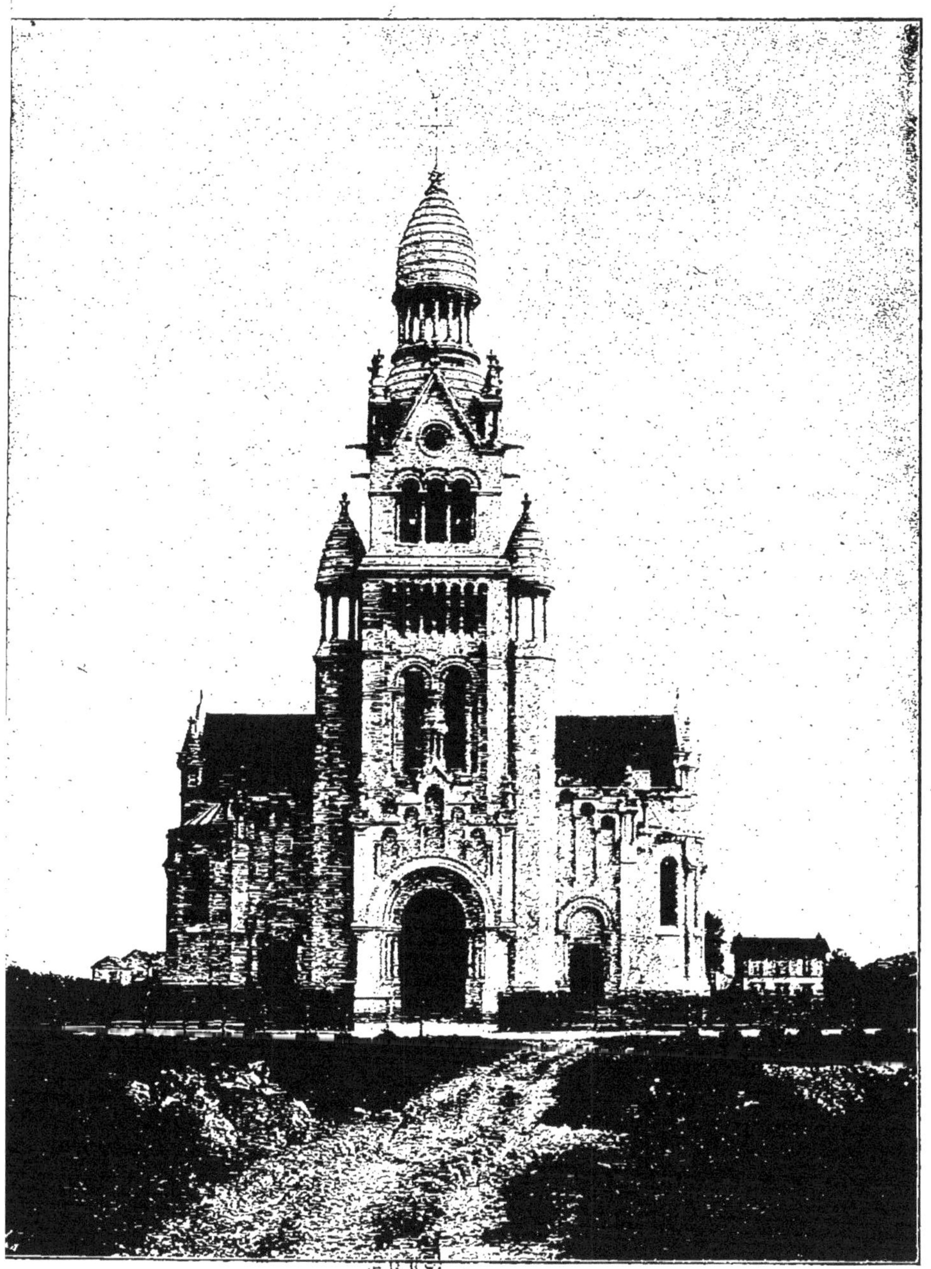

Église Saint-Pierre-Saint-Paul, à Épernay,
édifiée par le Comte Paul Chandon de Briailles.

drit, le raisin est mûr et l'époque est venue de cueillir les lourdes grappes.

Aussitôt, les vignobles sont envahis par une foule de travailleurs, hommes, femmes et enfants, vignerons et domestiques, gens du pays et mercenaires attirés par l'espoir d'un bon salaire ; tous s'apprêtent à recueillir soigneusement le fruit d'un labeur acharné. A genoux près des ceps aux troncs noueux, les uns coupent avec des ciseaux les grappes vermeilles et les déposent dans des paniers ou des hottes, tandis que d'autres, alertes garçons et agiles jeunes filles, vont les charger sur les voitures. Dans l'atmosphère que dorent les rayons d'un tiède soleil d'automne, monte un parfum subtil comme l'âme même du vin, qui cause une sorte d'ivresse, et sous sa caresse, vendangeurs et vendangeuses sentent la joie monter de leur cœur à leurs lèvres ; les chants résonnent : hymnes de gratitude pour Dieu, qui fait le temps propice, pour le soleil, qui enferme un de ses rayons dans chaque baie de la grappe :

Béni soit le soleil, père de toutes choses,
Qui tout en s'occupant de nous faire des roses
Avec son baiser d'or et ses rayons divins,
Trouve encore le temps de féconder les treilles
Dans la saison charmante et douce où les abeilles
Volent aux pampres lourds du vieux renom des vins.

Seules, les grives contemplent de loin cette scène animée et pensent mélancoliquement que c'en est fini, pour cette année, des parties de joyeuses griseries dans les vignes. Au son argentin des clochettes des chevaux, les voitures lourdement chargées roulent, vers les pressoirs, la précieuse récolte, fruit de tant de travaux et sujet de tant d'inquiétudes. Car le vigneron, plus que tout autre, est l'homme de la terre qu'il épouse d'un amour ardent; son champ, à flanc de coteau, s'éboule toujours, et toujours il le remonte du bas de la côte, sur sa forte échine. Récompense cette opiniâtre persévérance, ô vigne,

Plante aux reins tortueux, à la feuille angulaire,
Que le soleil caresse avec amour,
Ne laisse point tarir ta sève séculaire!

Je n'entrerai pas dans le détail de la fabrication du vin de Champagne, elle est si compliquée que cela m'entraînerait trop loin, mais je tiens à rappeler qu'elle fait vivre toute une partie de la population de certaines régions de l'Est, qu'elle est une de ces bonnes industries qui offrent encore des salaires relativement élevés, enfin qu'elle permet aux chefs des grandes maisons de faire autour d'eux beaucoup de bien et de s'intéresser d'une façon spéciale aux ouvriers, auxquels ils doivent de voir leurs maisons prospérer, et maintenir haute et pure la renommée justement conquise par nos vaillants vins de la Marne.

Les propriétaires des principales maisons de vins de Champagne, je le répète, s'efforcent d'assurer à leurs employés une existence aisée, un sort tranquille. Je pourrais, à l'appui de cette allégation, citer maintes preuves, je me bornerai à dire quelques mots des établissements d'Épernay que je connais particulièrement.

Au bout d'un certain temps de service dans la maison, les ouvriers ont, comme les employés des administrations, une retraite; ils se retirent alors

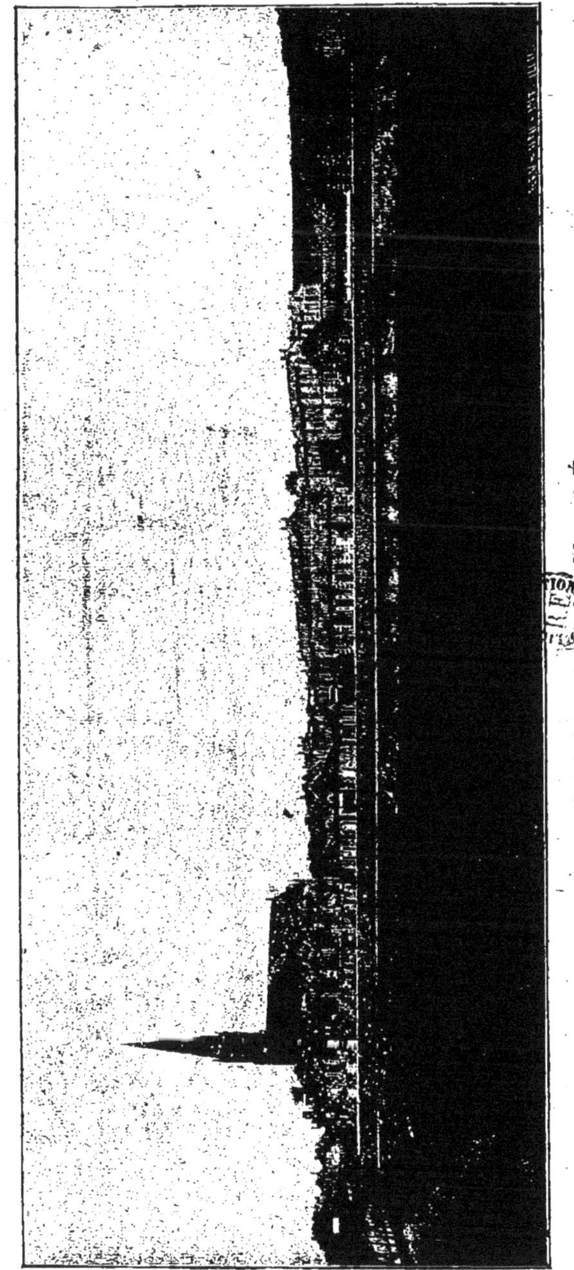

Vue de l'hôpital-hospice Auban-Moët, à Épernay.

dans la petite maison qu'ils possèdent, car, ils peuvent devenir aisément propriétaires, et voici comment : leurs « patrons », — c'est un vieux caviste qui m'a donné ces détails, — font construire des maisons que les ouvriers acquièrent en versant chaque mois une petite somme. Rentiers et propriétaires, quel sort heureux est le leur !

L'esprit de générosité des grands fabricants s'est de plus exercé sur toute la ville où ils ont, de leurs propres deniers, fondé des crèches et des écoles, élevé une belle église d'aspect original, créé un ouvroir pour les jeunes filles, construit un hôpital-hospice où trouvent un asile ceux qui souffrent et les vieillards sans famille.

Il y aurait injustice à ne pas dire un mot des caves si renommées de la Champagne.

Leurs proportions sont considérables ; creusées dans la craie d'anciennes carrières, elles ont jusqu'à deux ou trois étages, s'enfoncent de vingt à trente mètres dans le sol, et couvrent une étendue dont on ne peut se faire une idée, si on ne les a parcourues ; il en est qui sont longues de plusieurs kilomètres.

Nos caves l'emportent en richesse et en intérêt artistique sur toutes celles du monde entier. Elles sont ornées de sculptures, décorées de bas-reliefs taillés dans la craie par nos plus habiles artistes.

Je donne ici la reproduction de deux bas-reliefs sculptés dans le mur même des caves ; le premier existe à Epernay, dans les caves Mercier, et le second à Reims, dans les caves Pommery.

*
* *

La Nature a fait de la terre un immense jardin ; il semble au premier abord que ce soit dans un désordre absolu qu'elle ait répandu les plantes aux formes les plus diverses, aux propriétés les plus variées. En réalité, la plus sage prévoyance a présidé à cette distribution et chaque partie du monde est dotée des plantes les plus propres à subvenir aux besoins des habitants et à compenser, en leur faveur, les inconvénients du climat. Les pays froids ont les pins et les sapins résineux, dont le feuillage toujours vert et toujours épais sert à l'homme d'abri contre les neiges ; les contrées méridionales, exposées aux rayons d'un soleil brûlant, ont des arbres dont les branches, s'écartant du tronc et chargées de feuilles larges, donnent un frais ombrage.

Mais, il est des plantes que le Créateur a conformées de telle sorte qu'elles puissent naître, croître et prospérer, sur la plus grande partie du globe, donnant ainsi une preuve de leur utilité générale.

La vigne est une de celles-là.

Le vin consommé à l'état naturel a sur notre économie l'influence la plus heureuse et la plus certaine ; mais là ne s'arrête pas sa mission, et le Créateur, dans son inépuisable prévoyance, en a fait un auxiliaire universel de la pharmacopée, et son emploi à ce point de vue spécial, se multiplie sans cesse. Aussi me fais-je un plaisir de donner à mes lecteurs, sur diverses préparations, des renseignements qui peuvent leur être utiles en maintes circonstances.

La composition des vins médicinaux exige les

La Champagne offrant un raisin à l'Angleterre.
(Bas-relief de 10 mètres de haut.)

qualités natives du vin comme principal adjuvant des médicaments employés.

C'est ainsi que l'on associe de préférence les vins rouges aux principes toniques et astringents, les vins blancs aux produits diurétiques. Quelques exemples préciseront ce point : les vins de gentiane et de quinquina se préparent avec des vins rouges ; les vins ferrugineux, créosotés, opiacés, avec ceux de Malaga ; les vins d'ipécacuana, de colombo, de rhubarbe, de coca, d'écorces d'oranges avec de vieux Grenaches. Quant aux vins de quassia, de sulfate de quinine, on les compose avec le Madère. Pour les vins de seigle ergoté, on prend les vins blancs généreux ; les Bordeaux blancs et acides conviennent parfaitement à la préparation des fébrifuges au quinquina.

Pour le pansement des plaies, on se sert d'un vin aromatique à base de vins rouges.

La thérapeutique tire parti non seulement du produit de la vigne, mais encore de la plante elle-même, quoique moins fréquemment que par le passé, malgré les bons résultats obtenus. Les feuilles, qui contiennent du tanin et de la glucose, peuvent être employées comme un réconfortant dans les accidents de l'âge critique chez la femme, et contre les diarrhées chroniques. La sève abondante qui s'écoule du cep au moment de la taille est utilisée en lotions dans certaines maladies de la peau, ou bien encore, pour les yeux, sous forme de collyre. Le raisin lui-même, ce dessert si fin, si délicat, est très rafraîchissant ; pris à jeun, il est surtout efficace contre la constipation. Beaucoup de médecins recommandent la cure de raisin dans les cas d'hypocondrie, de dyspepsie hépatique, contre la goutte, la scrofule, le scorbut. Tout dernièrement, le Dr Piatot, dans sa thèse, l'indiquait pour le traitement des affections cardiaques.

Il est de coutume, dans certaines régions vignobles, de guérir les rhumatismes et l'anémie en prenant des bains de cuve lors de la fermentation du vin.

*
* *

Je n'insisterai pas davantage sur les diverses propriétés de la plante elle-même ; je préfère, pour terminer, revenir sur la question si incontestablement importante de la qualité et de la pureté du vin : *That is the question !* disent les Anglais, grands amateurs de nos crus.

La sophistication enlève au vin toutes ses vertus hygiéniques et salutaires. Autant, quand il est naturel, il est agréable par son arome et réconfortant par ses propriétés qui stimulent l'esprit et amènent un réel état de bien-être et de gaîté, autant quand il est falsifié, il est insipide, indigeste et autant il alourdit l'intelligence.

Un hôte, si aimable qu'il soit, entouré de personnes d'humeur joyeuse, ne verra s'établir une harmonie parfaite et une cordiale gaîté parmi ses convives, qu'à la condition d'avoir des vins excellents et présentés dans une heureuse succession.

Une recommandation encore : le vin doit être bu avec modération. Le fin gourmet Brillat-Savarin fait à ce sujet une juste remarque : « Après le troisième verre, le meilleur cru n'éveille plus qu'une sensation obtuse. »

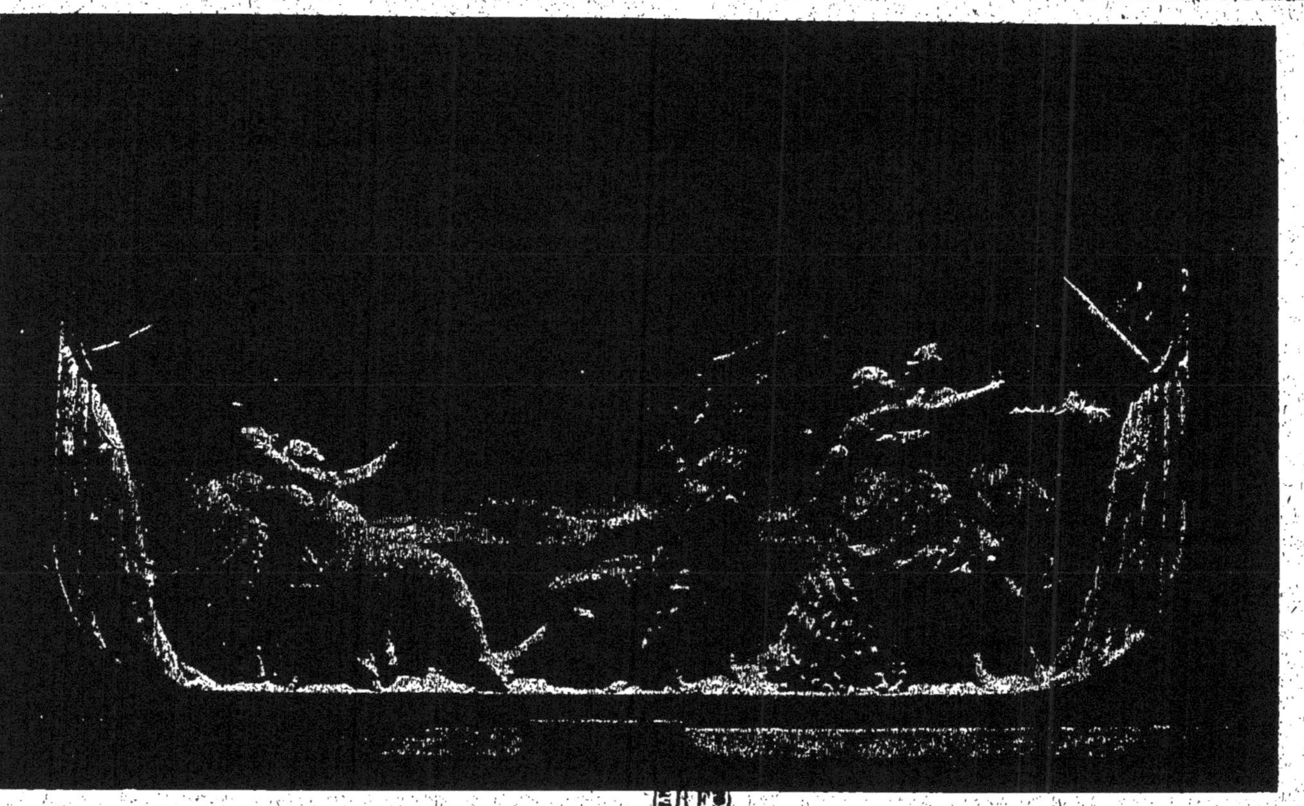

Le Champagne au XVIIIe siècle. (Bas-relief de Navlet.)

Beaucoup de personnes croient bien faire et faciliter la digestion de certains mets en absorbant du vin pur : elles ne font au contraire que la retarder. C'est à de tels préjugés que sont dues nombre d'affections de l'estomac.

Puisque la qualité du vin est de toute importance, elle mérite de fixer l'attention du producteur, du consommateur et aussi du législateur. Les deux premiers ont un intérêt direct à ce que le vin soit bon, cela se comprend aisément. Quant au dernier, son devoir est d'étudier tous les moyens propres à empêcher la préparation et la vente de produits nuisibles et frelatés et, en outre, de mettre ses efforts à encourager la culture de la vigne qui a subi tant de vicissitudes depuis un quart de siècle ; nous devrons à ces sages mesures la conservation d'un patrimoine national qui est notre force et notre soutien.

Voici, pour terminer, quelques vers de Jean Richepin qui a trouvé de nobles accents pour célébrer la gloire de la vigne :

Aime la Vigne ! Aime ta mère ! Tu lui dois
La flamme de tes yeux, l'adresse de tes doigts,
L'essor de ton esprit qui fuse en étincelle,
Ton parler lumineux, ton mépris des dangers,
Et de voir, quand ton sol se couvre d'étrangers,
En jaillir Jeanne-la-Pucelle.

France, France, chéris la Vigne ! A deux genoux
Adore-la. La Vigne est toi. La Vigne est nous.
Tu ne serais plus rien si la Vigne était morte.
Défends donc au houblon d'étouffer ton raisin !
Rouvre tes cabarets ! Rends à ton lourd voisin
Le poison jaune qu'il t'apporte !

Comme le poète, je suis persuadé que si nous avons l'esprit vif et curieux, le caractère franc et jovial que toutes les nations s'accordent à nous reconnaître, il nous faut en remercier, en partie, nos légers et pétillants vins de France.

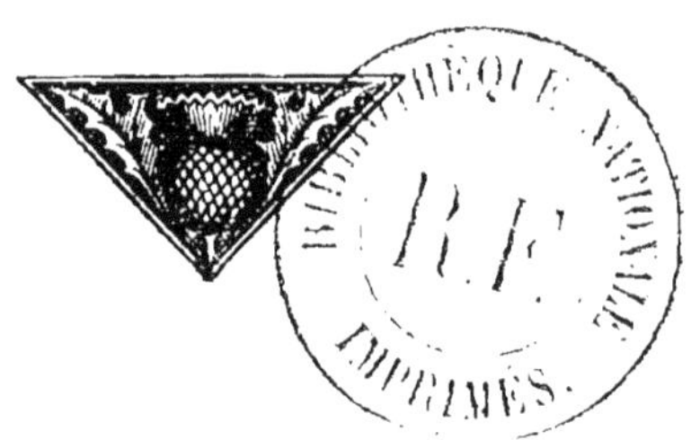

TABLE DES MATIÈRES

Leçon de choses.

L'allaitement maternel.

Le quinquina.

Les crèches.

Le sevrage du bébé.

La première dentition.

La claustration scolaire et la nécessité du jeu.

Les attitudes vicieuses chez l'enfant et l'adolescent.

Les exercices de plein air.

La santé par la distraction.

Le mariage.

La chambre à coucher.

Le scorbut.

Le vagabondage.

La digestion et la constipation.

Les vomitifs.

Le vin ; ses propriétés nutritives et thérapeutiques.

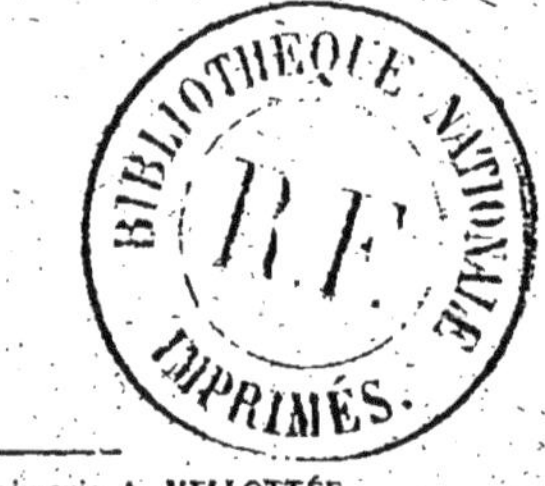

Châteauroux. — Imprimerie A. MELLOTTÉE

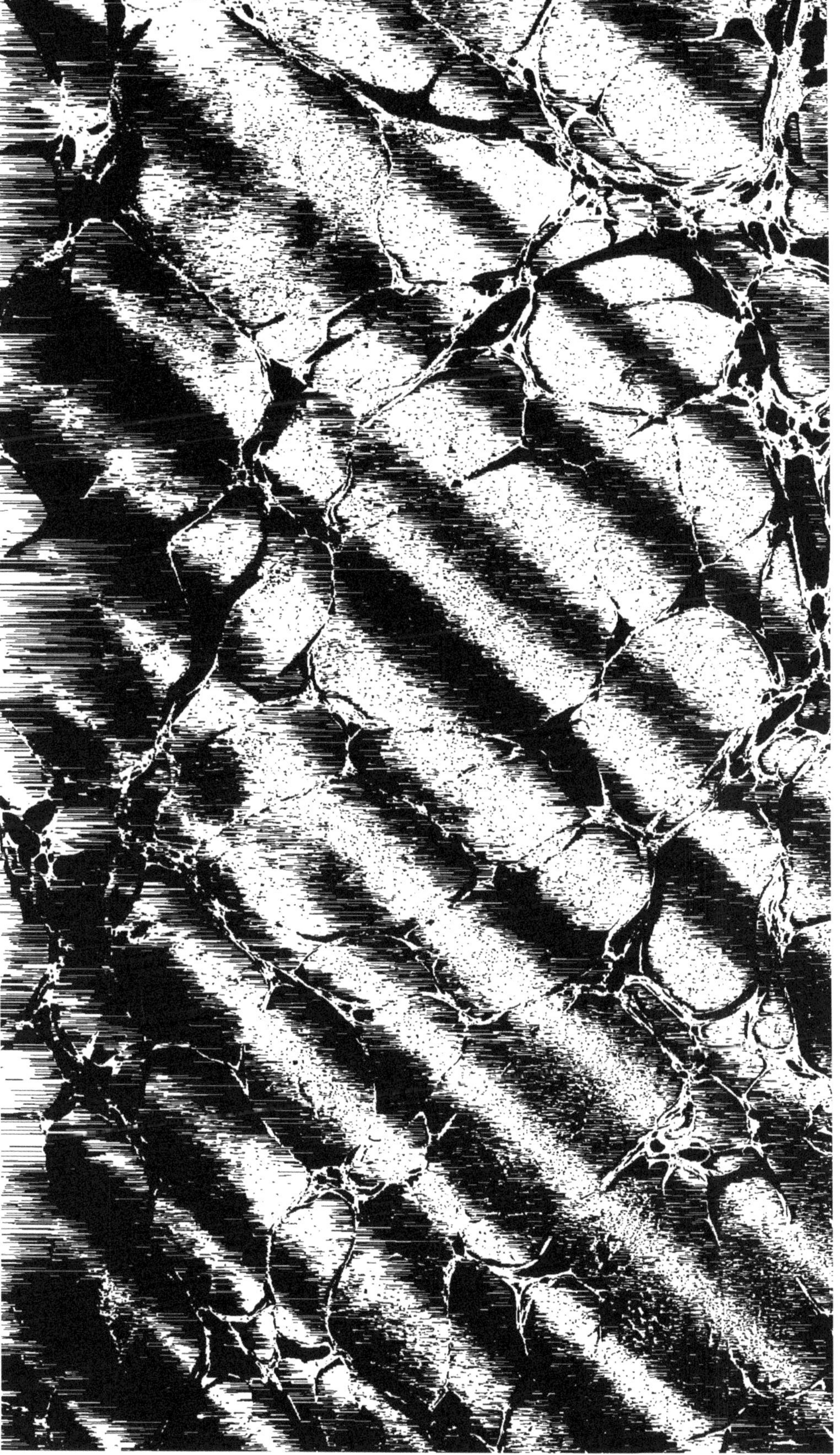

www.ingramcontent.com/pod-product-compliance
Ingram Content Group UK Ltd.
Pitfield, Milton Keynes, MK11 3LW, UK
UKHW020428200726
13857UKWH00002B/330